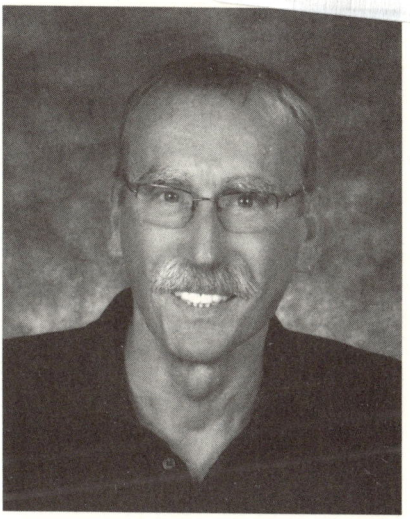

Dieter Niemeyer, geboren 1947, war Betriebswirt mit einem 16-Stunden-Tag. Als hingebungsvoller Familienmensch entschloss er sich mit Geburt seiner Tochter Julia, Familie und Nestbau aktiv zu betreiben, kündigte seine Position als Geschäftsführer und widmete sich hauptberuflich den Kindern und dem Haushalt. Er hat seine Entscheidung nie bereut. Er lebt mit seiner Frau in der Nähe von Bremen.

Co-Autorin Stella Bongertz ist freischaffende Journalistin für Lifestyle-Themen und schreibt Biografien.
Sie lebt abwechselnd in Schweden und in Deutschland.

Dieter Niemeyer

ICH MUSS EUCH ETWAS SAGEN

Unser Leben mit dem Virus

Aufgezeichnet von
Christiane Stella Bongertz

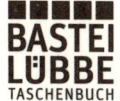

BASTEI
LÜBBE
TASCHENBUCH

BASTEI LÜBBE TASCHENBUCH
Band 60188

1. Auflage: Oktober 2011

Bastei Lübbe Taschenbuch und Lübbe Paperback
in der Bastei Lübbe GmbH & Co. KG

Copyright © 2009 by Bastei Lübbe GmbH & Co. KG, Köln
Textredaktion: Sylvia Gredig, Köln
Titelbild: © getty images/Stuart O'Sullivan
Umschlaggestaltung: Pauline Schimmelpenninck
Büro für Gestaltung, Berlin
Autorenfoto: © Dieter Niemeyer
Satz: Druck & Grafik Siebel, Lindlar
Gesetzt aus der Berkeley Oldstyle
Druck und Verarbeitung: GGP Media GmbH, Pößneck
Printed in Germany
ISBN 978-3-404-60188-2

Sie finden uns im Internet unter
www. luebbe.de
Bitte beachten Sie auch: www.lesejury.de

Der Preis dieses Bandes versteht sich einschließlich
der gesetzlichen Mehrwertsteuer.

INHALT

VORWORT

Acht Menschen infizieren sich mit dem HI-Virus – täglich, in Deutschland. Ende 2007 lebten knapp 60 000 Menschen mit einer HIV-Infektion oder einer Aids-Erkrankung unter uns. Trotzdem gerät Aids zunehmend in Vergessenheit. Oder haben Sie kürzlich mit Freunden darüber gesprochen? Kennen Sie womöglich einen HIV-Infizierten und wenn ja: Reden Sie offen darüber? Worin besteht der Unterschied zwischen HIV und Aids überhaupt?

Während zum Beispiel eine Krebserkrankung selbstverständlich gesellschaftsfähig ist, wird Aids nach wie vor stigmatisiert. Das Klischee ist jetzt schon 23 Jahre alt. Seit 1986 heißt es: Mit HIV infizieren sich doch nur Homosexuelle, Prostituierte oder Drogensüchtige; aber doch kein ›normaler‹ Mensch. Die Geschichte von Almut und Heinz-Dieter Niemeyer zeigt allerdings: Es kann jeden treffen.

18 Jahre lebten die Eheleute Niemeyer mit dem HI-Virus – und schwiegen. Aus Angst um ihre Kinder. Aus Angst vor Ausgrenzung und Stigmatisierung. Selbst ihrer Tochter und ihrem Sohn erzählten sie jahrelang nichts. Ihre Kinder sollten unbeschwert aufwachsen, sich keine Sorgen um ihre Mutter und ihren Vater machen müssen.

Vor einem Jahr haben Almut und Heinz-Dieter Niemeyer ihr Schweigen gebrochen. Um sich selbst zu befreien und vor allem:

Um für ein besseres Verständnis zu werben und die immer noch existierende irrationale Panik vor Aids zu bekämpfen.

Nicht nur der Kampf der Niemeyers gegen die Krankheit ist beeindruckend, auch das Engagement für mehr Aufklärung.

Ich hoffe, dieses Buch wird dazu beitragen, dass unsere Gesellschaft realisiert: Aids geht uns alle an.

Reinhold Beckmann

1. Kapitel

STILLE NACHT

1990, kurz vor Weihnachten

Es ist Sonntag, der vierte Advent. Alle Geschenke sind besorgt und verpackt, die Plätzchen gebacken und der Baum ist ausgesucht. Ich bummle mit meiner Familie über den Bremer Weihnachtsmarkt. Julia, unsere dreijährige Tochter, steht aus lauter Vorfreude auf Heiligabend seit Wochen unter Hochspannung. Wieder einmal löchert sie meine Frau Almut und mich, wann es denn nun endlich so weit sei. Dabei hüpft sie aufgeregt um uns herum. »Nur noch einmal schlafen«, antwortet Almut und Julia ist sichtlich zufrieden mit der Antwort: Sie strahlt von einem Ohr zum anderen. Unser Sohn Christoph ist mit seinen anderthalb Jahren noch zu klein, um zu begreifen, was es mit den Tannenbäumen, Lichterketten und Weihnachtskugeln auf sich hat, die uns überall in der Stadt begegnen, aber auch er scheint die festliche Atmosphäre aufzusaugen wie ein Schwamm. Mit großen Augen und offenem Mund bestaunt er die Wunderwelt um ihn herum, die vielen Buden, die Holzspielzeug, Weihnachtskugeln in allen möglichen Farben, Kerzen, Süßigkeiten und Marionetten anbieten. Der Duft von Glühwein und Lebkuchen liegt in der Luft. Zwischen dem hanseatischen Rathaus, dem Dom und der Rolandsstatue ist ein altmodisches Kinderkarussell aufgebaut. Das Fahrgeschäft hat es den Kindern angetan. Christoph, ganz der Papa, will auf einem Motorrad sitzen, Julia lenkt lieber einen Bus. Runde um Runde muss gefahren werden und sobald wir uns zum Gehen wenden wollen, sammeln sich dicke Krokodilstränen in den Augen der beiden. Wir lassen uns nicht nur einmal erweichen, denn auch uns ist zum Heulen zu-

mute. Könnten wir die Zeit doch einfach anhalten! Der Zukunft
entfliehen! Almut und ich wechseln uns mit dem Chipkauf ab,
während die sorgsamen Augen des anderen die Kleinen bei ihrer
Kreisfahrt verfolgen. Später essen wir noch die obligatorischen
Kartoffelpuffer vom Stand nebenan. Köstlich, wie jedes Jahr.
Alles scheint wie immer. Und doch ist alles anders.

Es war vor gut zwei Wochen. Ich war mit den Kindern draußen gewesen und wie so oft bei unseren täglichen Ausflügen
hatten wir zuerst den Spielplatz im Bremer Bürgerpark besucht.
Ich kenne keinen schöneren Spielplatz und der Sand ist sauber
wie sonst nirgendwo. Julia liebt vor allem die Rutsche, für die
Christoph noch zu klein ist. Nach etlichen Rutschpartien prä-
sentierte Julia uns ihre Kletterkunststückchen – sich von einer
Stange rücklings runterhängen lassen und dann einen Purzel-
baum schlagen; danach machten wir uns auf den Rückweg, aber
nicht ohne einen Schlenker vorbei am Emmasee mit den stolzen
Schwänen und einem Abstecher in den nahe gelegenen Tierpark.
Dort gibt's Wildschweine, Rehkitze, Ziegenkinder, jede Menge
Enten und sogar ein paar Kängurus. Die Kinder sind jedes Mal
aufs Neue hin und weg, wenn sie es schaffen, eine Ziege oder
ein Kitzchen zu streicheln. Und weil ihre Begeisterung ziemlich
ansteckend ist, war auch ich guter Dinge, als ich mit den beiden
Rackern zu Hause ankam.
Ich hatte die Wohnungstür noch nicht ganz geöffnet, als ich
ein Wimmern vernahm. Es drang aus der Küche in den Flur.
Rasch bugsierte ich die Kinder in ihr Zimmer, versorgte sie mit
Spielzeug und ging zu Almut, die in Tränen aufgelöst am Küchentisch saß. »Was ist los, Liebes?«, fragte ich und nahm sie in
den Arm. Almut zitterte am ganzen Körper. So, als seien es mindestens minus 20 Grad in unserer mollig warmen Wohnung. Ich
streichelte ihr minutenlang beruhigend über den Rücken und
wischte ihr die Tränen aus dem Gesicht, bis sie endlich erzählte,
was passiert war: Der Oberarzt des Klinikums, bei dem sie regel-

mäßig Blut spendete, hatte mittags angerufen, sie müsse noch einmal zur Kontrolle in die Klinik kommen, mit ihrem Blut sei etwas nicht in Ordnung. Ich kramte in meinem Gedächtnis und erinnerte mich, dass Almut Ende November zum Blutspenden gegangen war. Das kam oft vor, denn Almut hatte eine seltene Blutgruppe, A negativ. Ihr Spenderblut war heiß begehrt und konnte schwer verletzten Menschen das Leben retten. Darum rief sogar oft jemand aus der Klinik an und fragte nach, ob Almut nicht mal wieder kommen wolle. Erneut brachen Sturzbäche von Tränen aus Almut hervor, bevor sie sich mühsam wieder fasste.

»Was ist denn nicht in Ordnung?«, fragte ich besorgt.

»Die gleiche Frage habe ich auch gestellt«, gab Almut zurück, »und da hat Dr. Severin gesagt, er könne mir das nicht am Telefon sagen. Aber ich habe darauf bestanden und gewettert, dass ich nur komme, wenn er sofort mit der Sprache rausrückt. Ich bin schließlich Krankenschwester, mir kann man nichts vormachen. Und dann habe ich ihn gefragt, ob ich Hepatitis –« Almut schluchzte gequält auf.

»Ja, und? Hast du Hepatitis?«

Mir spukte alles Mögliche im Kopf herum, denn mit einer Entzündung der Leber, so viel wusste ich, war nicht zu spaßen.

»Nein. Er hat gesagt, ich hätte HIV-Antikörper im Blut.«

Ich hatte genau gehört, was Almut gesagt hat. Aber es erreichte mich nicht. Ich starrte ungläubig in Almuts verweintes Gesicht. HIV hämmerte es in meinem Gehirn. Das bedeutete doch Aids, oder nicht? Meine Gehirnzellen wollten nicht richtig in Gang kommen. Aber das konnte einfach nicht wahr sein. HIV. Aids. Hallo? Konnte mich mal jemand wachrütteln? Wachrütteln aus diesem absurden Traum! Komm, aufwachen, Dieter, Licht anmachen, ein Glas Wasser trinken und feststellen, dass alles gut ist. Aber ich träumte nicht. Almuts Stimme holte mich zurück aus meinen Gedanken.

»Dann habe ich zu Dr. Severin gesagt: ›Aber das ist doch gut, wenn ich Antikörper habe, oder nicht? Dann kann ich doch nichts bekommen!‹, doch er hat geantwortet: ›Nein, Frau Niemeyer, das bedeutet, Sie haben das Virus im Blut.‹«

Ich hielt mir meinen flauen Magen und sagte: »Das muss eine Verwechslung sein, Almut.«

Eine Verwechslung. Das war die einzige mögliche Erklärung.

Almut erzählte weiter. Wie sie nach der verstörenden Nachricht sofort wie ferngesteuert in die Klinik gefahren war, wo man ihr erneut Blut abgenommen hatte. Wie Dr. Severin sie, ganz routinemäßig, gefragt hatte, ob sie Kontakt zu Drogen oder ungeschützten sexuellen Kontakt gehabt habe. Mein Gott, was für Fragen! Aber genau diese Fragen schossen auch mir durch den Kopf, ich konnte mich nicht dagegen wehren. Und was sollte ich auch denken? Wenn sich die furchtbare Diagnose bewahrheiten sollte, mussten schließlich einige Dinge geklärt werden. Eine Kaskade von Fragezeichen war in meinem Kopf. Wenn es also stimmte, woher hatte Almut sich das Virus zugezogen? Und wann? Wie? Was hatte sie getan? Und hatte dann auch ich das Virus in mir? Was war mit den Kindern? Julia und Christoph hatten doch erst noch das ganze Leben vor sich … Nein, das konnte alles nicht wahr sein. Ich wusste zwar nur sehr wenig über HIV und Aids. Aber was ich ganz sicher wusste, war, dass man sich die Krankheit beim Geschlechtsverkehr mit einem HIV-Positiven zuziehen konnte. Und kam Aids nicht vornehmlich in Schwulenkreisen vor? Also, so schlussfolgerte ich erst einmal optimistisch, konnte Almut gar nicht HIV-positiv sein. Wir waren schließlich ein verheiratetes heterosexuelles Paar mit zwei kleinen Kindern. Keiner von uns hatte Erfahrung mit Drogen. Und wir waren treu! Oder doch nicht? Was war, wenn Almut … Nein! Das war unmöglich. Mein Gehirn weigerte sich, diese düsteren Gedanken weiter zu verfolgen.

Gleich nachdem man Almut im Klinikum für einen zweiten Test Blut abgenommen hatte, war sie in ihrer Verzweiflung zu ihrer

Chefin ins Dialysezentrum gefahren. Auch Frau Dr. Beyer hatte ihr noch einmal Blut abgenommen und sie beruhigt: »Das muss ein Versehen sein, so was kommt häufiger vor. Mach dir keine Sorgen, Almut.«

Die Probe war nun auf dem Weg in ein Labor nach München, wo genauere Tests innerhalb der nächsten vierzehn Tage klären sollten, ob ein falsches Ergebnis vorlag. Almut wurde krankgeschrieben, denn sie war zu nichts mehr in der Lage: All ihre Gedanken kreisten Tag und Nacht um eine mögliche HIV-Infektion. Sie schlief nicht, konnte sich auf nichts konzentrieren, starrte den Fernsehbildschirm an, ohne mitzubekommen, welche Sendung überhaupt lief. Auch ich selbst nahm plötzlich überall nur noch Nachrichten über HIV und Aids wahr. Es gab mehrere Prominente, die Gerüchten zufolge an Aids litten oder positiv waren. Es hieß, Queen-Sänger Freddy Mercury habe Aids, auch wenn er das vehement dementierte. Aber sah er nicht tatsächlich furchtbar ausgemergelt aus? Über Tennisspieler Michael Westphal tuschelte man ebenfalls, er sei erkrankt.

Das Karussell dreht sich ein weiteres Mal, Julia taucht juchzend in ihrem Bus vor mir auf, gefolgt von Christoph auf dem Motorrad. Von irgendwoher dringen verzerrt Fetzen von *O du Fröhliche* in meine Ohren. Mir kommt das alles unwirklich vor. Seit gestern hatten wir Gewissheit. Gestern. Es war, als läge dieser Samstagnachmittag lange zurück. Ich hörte in Gedanken wieder Almuts Schluchzen. Ich war gerade vom Einkaufen zurückgekommen und fand Almut wie schon vor zwei Wochen tränenüberströmt in unserer Wohnung. Ich erfuhr: Almuts Chefin war vorbeigekommen. Sie hatte sich nach der Visite im Dialysezentrum sofort auf den Weg gemacht, weil sie es uns persönlich sagen wollte. Wir sollten nicht auch noch die Festtage im Ungewissen verbringen müssen. Als Almut Frau Dr. Beyer vor der Tür hatte stehen sehen, wie ein Häufchen Elend, war ihr im Bruchteil einer Sekunde klar gewesen: Die Diagnose war keine

Verwechslung! Das letzte Fünkchen Hoffnung verpuffte wie eine der hässlichen Fehlzündungen, die wir manchmal auf der Straße vor dem Haus hörten. Was für eine Weihnachtsüberraschung!

Die Einkaufstüten blieben unausgepackt in der Ecke stehen und wir setzten uns an unseren großen, runden Esstisch, das Herzstück unserer Wohnung. Hier hatte jeder seinen Platz, hier stand Christophs Hochstuhl, hier fütterten wir die Kinder, hier kamen wir zusammen, um uns zu beraten.

Ich war als Betriebswirt Spezialist für Organisation und Ablaufplanung und Probleme waren für mich immer nur Motivation gewesen, eine Lösung zu finden. Aber für eine solche Situation hatte mir niemand eine Lösungsstrategie beigebracht. Doch wir hatten keine Wahl, wir mussten den Tatsachen ins Auge sehen: Almut war HIV-positiv. Und möglicherweise waren ich und die Kinder es auch. Wenn jemand meint, dass in solch einer Situation tausend Fragen und Gedanken geklärt werden wollen, der irrt. Ich fühlte mich wie leer. Wenn mich überhaupt ein Gedanke erreichte, dann wie aus weiter Ferne. Wir sprachen über alles Mögliche, wir weinten, hielten uns in den Armen, starrten die Wände an. Almut und vielleicht auch die Kinder und ich waren Todgeweihte. Ich schüttelte immer wieder den Kopf, als könne ich diese fürchterliche Nachricht vielleicht doch einfach abschütteln. Das alles zu begreifen, das würde Zeit brauchen.

Ich fühlte mich wie vor eine geschlossene Tür gestellt, die vorher nicht dort gewesen war. Die Ungewissheit, über das, was dahinter lag, war bedrohlich. Ich hatte Angst, die Klinke herunterzudrücken und die Tür zu öffnen. Aber, so viel war sicher, es führte kein Weg zurück. Und ich spürte, dass dort hinter der Tür mein Weg weiterging. Ich wusste nicht, was auf mich wartete und was diese Diagnose im Einzelnen bedeutete, aber es nutzte auch nichts, die Augen zu verschließen. Ich hatte Angst. Aber auch den festen Willen, alles dafür zu tun, um weiterzuleben. Mit den Kindern. Und mit meiner Frau.

Auf einmal spürte ich, was jetzt wichtig war. Ich sank vor Almut auf die Knie, die völlig mitgenommen und bleich auf ihrem Stuhl kauerte. Ich nahm ihre Hände in meine und sagte: »Almut, wir schaffen das! Was auch immer passiert, wir müssen für die Kinder sorgen. Wir müssen für sie da sein. Und wir werden ihnen auch dieses Jahr ein schönes Weihnachtsfest bereiten. Nach den Feiertagen sehen wir weiter.«

Almut nickte.

Dann gaben wir uns heulend und zitternd gegenseitig das wichtigste Versprechen unseres Lebens: dass wir alles tun würden, was in unserer Macht steht, um Christoph und Julia zu begleiten. Mindestens so lange, bis sie auf eigenen Füßen stehen konnten als gesunde junge Menschen.

Am Morgen des Heiligen Abends spaziere ich mit den Kindern wie so oft über den Riensberger Friedhof nahe unserer Wohnung. Er ist wie ein Park mit großen alten Bäumen bewachsen, beherbergt einen kleinen See mit Enten und wunderschöne Pflanzenbiotope. Hier können wir in ruhiger Umgebung und ungefährlich für die Kinder unsere Runden drehen und die frische Luft genießen. Dass es ein Friedhof ist, hat mich bisher nie gestört. Doch während ich heute den Kinderwagen an einer Ruhestätte nach der anderen vorbeischiebe, muss ich immer wieder an den Tod denken. Wie ein Zeichen für meine düsteren Ahnungen und die plötzlich verdunkelte Zukunft, steigt Rauch über dem Krematorium auf. Ich will das nicht! Nur schnell wieder zurück nach Hause, denke ich und mache abrupt kehrt. Christoph, der im Kinderwagen eingeschlafen war, wird für einen Moment unruhig. Julia, die die Bescherung kaum abwarten kann, läuft immer mal wieder ein, zwei Meter vor. Sie ahnt nicht, was in den Gedanken ihres Papas vorgeht. Sie träumt wahrscheinlich von der großen Puppe, die sie sich so sehnlich gewünscht hat und die ich schon vor Wochen besorgt habe.

Als wir den Ausgang des Friedhofs erreichen, schlägt uns laut der Verkehrslärm entgegen, Fußgänger hetzen über den Bürgersteig und die Straßenbahn rattert vorbei. Ich atme auf: Leben.

Wie bisher jedes Jahr seit Julias Geburt feiern wir auch diesmal Weihnachten in Sprockhövel im Ruhrgebiet. Wie jedes Jahr gibt es am Heiligabend Wild, das Reinhold, mein Stiefvater – ein passionierter Jäger und Revierförster –, selbst geschossen hat. »Nimm doch noch, Kind«, sagt meine Mutter zu Almut und legt ihr noch eine Scheibe vom Rehbraten auf den Teller. Almut lächelt tapfer, aber ich sehe ihr an, dass ihr nach etwas ganz anderem zumute ist. Als sie nach dem Essen aufsteht und vorgibt, zur Toilette zu gehen, folge ich ihr. Im Nebenzimmer nehmen wir uns in den Arm und vergießen die Tränen, die wir vor meiner Mutter und meinem Stiefvater verbergen. Was sollen wir ihnen auch sagen? Wir wissen ja selbst noch nicht genau, ob auch ich und die Kinder HIV-positiv sind und Erklärungen haben wir auch nicht. Ich frage mich, wie meine alte Mutter und ihr konservativer Mann damit umgehen würden? Könnten sie es überhaupt verkraften? Würden sie uns vielleicht sogar Vorwürfe machen? Es fällt nicht weiter auf, dass Almut und ich verweint ins Wohnzimmer zurückkehren, denn Opa heult auch immer regelmäßig, wenn's so richtig schön feierlich wird.

Nach dem Essen steht der traditionelle Spaziergang im Wald an, damit meine Mutter die Bescherung in Ruhe vorbereiten kann. Die Kinder freuen sich, denn sie dürfen den Tieren im Gehege ein Weihnachtsgeschenk zu den Futterstellen bringen – Äpfel, Möhren und andere Leckereien. Mit roten Wangen verteilen Julia und Christoph die Gaben. »Komm, Häschen. Komm, kleines Reh«, flüstern sie immer wieder. Leise warten wir darauf, dass die Tiere das Futter abholen. Wie sehr hatten wir uns auf das Weihnachtsfest gefreut, doch jetzt ist alles wie durch eine trübe Glasscheibe entrückt. Im Kopf immer wieder der Gedanke: Wir müssen sterben. Und dann die Fragen: Müssen wir wirklich sterben? Jetzt schon? Nicht auszuhalten. Aber wir lassen uns nichts anmerken, behalten unsere Ängste und Sorgen für uns.

Während die Kinder noch oben in ihrem Zimmer spielen, belade ich am Morgen des zweiten Weihnachtstages den Wagen für unsere Rückfahrt nach Bremen. Zunächst unser Gepäck und die Weihnachtsgeschenke, dann die vielen kleinen Kartons mit kulinarischen Köstlichkeiten, die meine Mutter uns gepackt hat: selbst gemachte Wildpasteten, Gläser mit eingemachtem Obst, Honig, den der Bruder meines Stiefvaters – ein Hobbyimker – selbst geerntet und geschleudert hatte. Dazu Kühltaschen mit Gefrorenem. Die gewohnten Handgriffe kommen mir vor, als belade ich ein Totenschiff für die letzte Reise. Das nichts ahnende Lächeln meiner Mutter und die gewohnt derben Witze meines Stiefvaters geben mir diesmal Stiche ins Herz. Als Julia und Christoph schließlich sicher in den Kindersitzen festgeschnallt sind, Almut abreisebereit neben mir steht und ich Mama zum Abschied in den Arm nehme, ist er plötzlich da, dieser unerschütterliche Gedanke: Wir dürfen niemandem etwas sagen! Unter keinen Umständen! Egal, was bei den nächsten Untersuchungen herauskommt! Es kann uns sowieso niemand helfen und darüber zu reden verhindert den Tod auch nicht. Es bleibt uns nur eine Wahl: Schweigen. Weihnachten 1990 wird zum ersten Akt in einem Theaterstück, das wir von nun an viele Jahre spielen sollten: Die gesunde und glückliche Familie. Ein Theaterstück, von dem wir bis kurz zuvor geglaubt hatten, es sei die Realität.

Nach den Feiertagen fahre ich zum Gesundheitsamt, um mich ebenfalls auf HIV-Antikörper testen zu lassen. Mit der Untersuchung der Kinder warten wir noch ab, denn wir möchten ihnen den Arztbesuch und die Blutabnahme nicht ohne Grund zumuten. Wir wünschen uns, dass sie so unbeschwert wie möglich aufwachsen.

2. Kapitel

DIE LIEBE UND DAS NEST

Juni 1985

Es ist ein strahlender warmer Donnerstag. Ich treffe zufällig Paul, einen Bekannten, in Achims Beckshaus, wo ich meinen freien Nachmittag bei einem Kaffee einläute. Ich freue mich, denn ich möchte jetzt bloß nicht allein sein. Zu viele trostlose Gedanken kommen dann jedes Mal in mir auf. Es ist erst ein halbes Jahr her, dass ich als Außendienstmitarbeiter einer Bremer Exportfirma mal wieder durch die Nacht fuhr, auf dem Weg zum Hotel in einem Ort, an dem ich am nächsten Tag einen Termin hatte. In meinem Job musste ich häufig für mehrere Tage am Stück verreisen. Doch an diesem Winterabend wurde die Sehnsucht nach meiner Verlobten Martina plötzlich übermächtig. Danach, sie im Arm zu halten, sie zu küssen. Also wendete ich spontan in der nächsten Feldeinfahrt zwischen den Äckern. Es sollte eine Überraschung sein. Und die war es dann auch. Allerdings anders als geplant, eher eine Überraschung wie aus einem schlechten Film: Ich fand Martina mit ihrem Liebhaber vor dem Kamin. Den hatte ich für uns gebaut. Ich bin beim Anblick der beiden erstaunlich ruhig geblieben und habe sie mit wenigen Worten der Wohnung verwiesen. Erst danach ist in mir eine Welt zusammengebrochen. Und die Traurigkeit und Enttäuschung über den Betrug und die verlorene Liebe nagen seitdem an mir.

Ich ziehe für Paul einen Stuhl vom Tisch und er bestellt sich ebenfalls einen Kaffee. Wir haben schon eine ganze Weile über dies und das geplaudert, als ich auf die Uhr schaue. Paul legt mir seine Hand auf die Schulter und raunt: »Übrigens Rosi ist mit 'ner anderen Torte in der Stadt zum Klamottenkaufen, die kommen hier gleich noch vorbei. Bleib doch noch so lange.«

Ich habe keine Zeit, darüber nachzudenken, denn im nächsten Moment spazieren die beiden »Torten« auch schon zur Tür herein. Rosis Freundin stellt sich als Almut vor, hat ein freches Blitzen in den Augen und rückt sich den Stuhl neben mir zurecht. Ich bin sonst nicht auf den Mund gefallen, aber jetzt bringe ich außer meinem Namen kaum ein Wort raus. Ich weiß nicht, warum, aber diese Frau verunsichert mich. Dabei passt sie gar nicht in mein bisheriges Beuteschema, sie ist kleiner und fraulicher als die Frauen, die mir sonst gefallen. Doch einfach nur, weil sie neben mir sitzt, fühle ich mich plötzlich ganz wunderbar. Da ist irgendwas, sie strahlt etwas aus, das mich anzieht. Eine innere Wärme. Doch schon nach einem schnell getrunkenen Kaffee nestelt Almut an ihren Einkaufstüten, sie will nach Hause. *Oh nein*, denke ich, *bleib doch noch.*

Meine Rettung ist Paul. Er fragt in die Runde: »Leute, was haltet ihr davon, wenn wir uns später bei mir im Plüsch treffen?« Das Plüsch ist Pauls Kneipe. Zu meiner Enttäuschung wehrt Almut ab: »Könnt ihr gern machen, aber ich glaub nicht, dass ich komme. Ich bin viel zu kaputt.« Dann erklärt sie, dass sie donnerstags ihren freien Tag hat und so müde ist, weil sie gestern zu lange gefeiert hat. Sie lächelt entschuldigend erst Rosi, dann Paul und schließlich mich an.

Trotzdem sitze ich einige Stunden später im Plüsch und hoffe. Und meine Stoßgebete werden tatsächlich erhört. Wenn auch mit Verspätung, taucht Almut plötzlich auf. Dazu musste Rosi sie allerdings erst vom Telefon hinter der Theke anrufen, um sie zu überreden. Almut hat mir später erzählt, dass Rosi gesagt hat: »Dieter wartet auf dich, der will unbedingt, dass du kommst.« Ein bisschen frech, aber es trifft den Nagel auf den Kopf. Ich wollte wirklich, dass Almut kommt.

Wir sitzen nebeneinander an der Theke, prosten uns zu, re-

den und lachen. Wie schon am Nachmittag fesselt mich Almuts
Ausstrahlung, ihre Wärme. Ich höre ihr gern zu und wir erzählen uns von unseren Jobs und tauschen uns über die Welt und
die Liebe aus. Jetzt bin ich schon 39, aber da ist plötzlich ein
Gefühl, das ich nicht kenne und noch nie gespürt habe. Intuitiv
weiß ich, dass ich diesem Gefühl folgen muss.

Die Zeit verfliegt im Turbotempo und als der Abend sich
dem Ende neigt, bringe nicht ich Almut, sondern Almut mich
nach Hause. »Liegt auf meinem Weg«, sagt sie. Meine Wohnung,
die ich mir nach der Enttäuschung mit Martina gesucht habe, ist
nur wenige Straßen entfernt. Die Nacht ist lau und sternenklar.
Wir stehen vor dem Haus, in dem ich wohne, und reden einfach weiter, wollen uns noch nicht trennen. Immer wieder fällt
mein Blick auf Almuts Figur und ihre Rundungen. Und es ist
das erste Mal seit der Trennung von Martina, dass ich eine Frau
so begehre. Die Nachtluft, das Funkeln am Himmel tun sicher
ihr Übriges hinzu, als ich mich fragen höre: »Sollen wir nicht zu
mir raufgehen, auf einen Kaffee?«

Der Trick ist vielleicht zu alt, denn Almut antwortet ver-
schmitzt: »Nö.«

Da hebe ich sie hoch, stelle sie auf den Bürgersteig und küsse
sie. Und so stehen wir knutschend bis morgens um vier an der
Straßenecke. Dann steigt Almut auf ihr Fahrrad und fährt nach
Hause. Einfach so.

Ich schaue ihr nach. In meinem Bauch flattern Schmetter-
linge und ich wäre ihr am liebsten hinterhergefahren. Doch das
lässt mein Stolz, der sich jetzt deutlich regt, nicht zu. Ich melde
mich weder am nächsten noch am übernächsten Tag bei Almut
und warte darauf, dass sie anruft. Aber erst einmal geschieht gar
nichts. Soll vielleicht doch ich den nächsten Schritt machen?
Nein, eine Abfuhr mag ich mir nicht einfangen. Drei endlose
Wochen müssen vergehen, bis ich eine Karte von Almut aus
dem Briefkasten fische:

Hallo Dieter! Erinnerst Du Dich noch an die schöne Nacht? Ich mache übermorgen ein Frühstück mit ein paar Freunden, würde mich freuen, wenn Du auch kommst. Liebe Grüße, Almut

Ich freue mich riesig und mit der Freude kehrt auch das Selbstbewusstsein zurück. *Hey*, denke ich, *Casanova Niemeyer weiß doch, wie man mit Frauen umgeht.* Ich muss über mich selbst grinsen. Und bin bis in die Haarspitzen aufgeregt, als ich bei Almut ankomme. Sie wohnt in einem sogenannten Altbremer Haus, einem Altbau im Bremer Stil. In der Küche duftet es nach Kaffee, Almut hat Brötchen, Käse, Marmelade und jede Menge anderer Leckereien aufgefahren. »Bin ich zu früh?«, frage ich verwundert. Ich hatte eine volle Bude erwartet, eine Art Brunch-Party. Doch die »paar Freunde« entpuppen sich als Almuts frühere Mitbewohnerin Angela. Ansonsten sind nur Almut und ich anwesend, zählt man die etlichen Nilpferde aus Stoff, Ton oder anderem Material nicht mit, die Almut leidenschaftlich sammelt.

Während wir frühstücken, höre ich mich selbst angeben: Ich rede übers Segeln. Frauen, so hoffe ich, mögen Männer, die segeln. Und ich habe immerhin einen Segelschein, den ich erst vor Kurzem auf der Weser gemacht habe. Außerdem rede ich über Autos, über meinen Opel Monza, einen 3-Liter-Einspritzer, das Thema kommt bei meinen Jungs immer super an. Almut fährt eine grüne Ente. Von meinen Geschichten ist sie nicht besonders beeindruckt.

Aber ich spüre, dass sie sich für mich interessiert. Und ich will diese Frau unbedingt näher kennenlernen. Nein, nicht nur das: Ich will mit dieser Frau zusammen sein. Schon wieder geht mir alles zu langsam. Ich habe einen kurzen Anflug von Sorge, dass Almut und Angela eventuell mehr sein könnten als nur ehemalige WG-Genossinnen, denn es gibt in der Zweizimmerwohnung nur ein Schlafzimmer. Aber da geht sicher nur die Fantasie mit mir durch. Als würde sie meine Gedanken lesen, erklärt Almut, dass Angela vorübergehend bei ihr untergekommen ist, bis sie eine Wohnung findet. Ich entspanne mich etwas. Nach dem Frühstück steht Angela dann auf, reicht mir die Hand und sagt, sie müsse jetzt los.

Die Tür fällt hinter ihr ins Schloss und nach einer Weile ist auch das Klappern ihrer Absätze verstummt. Stille. Almut und ich schauen uns an. Und schon eine Minute später setzen wir fort, was wir vor drei Wochen an der Straßenecke begonnen hatten. Noch ein paar Minuten später klettern wir küssend auf Almuts Hochbett. Es beginnt die vermutlich unbeschwerteste Zeit meines Lebens. Ich darf diese kleine süße Frau im Arm halten und auf sie aufpassen. Mit Almut habe ich eine Freundin gefunden, die mir nicht nur Liebe und Wärme schenkt, sondern auch eine Zuversicht vermittelt, die ich so noch nie verspürt habe.

Ein paar Wochen später. Es ist mittlerweile August. Almut und ich sind wie so oft in den letzten Wochen mit dem Fahrrad unterwegs. Unsere Tour heute ging an der Weser entlang bis Vegesack und zurück auf der anderen Uferseite. Jetzt sitzen wir verschwitzt und angenehm erschöpft unter alten Linden auf der Wasserschutzmauer am Osterdeich. Das Wetter ist fantastisch. Vor uns liegt eine der schönsten deutschen Landschaften, wie ich finde, zumindest im Sommer: Die Gegend um Bremen strotzt von üppigen Laubbäumen und satt grünen Weiden, auf denen Kühe grasen oder Pferde herumtollen. Es gibt alte Fachwerk-Bauernhäuser mit bunten Gärten auf dem fruchtbaren Boden hinter den Deichen. Gartenwirtschaften an den vielen sich windenden Flussläufen servieren auf karierten Tischdecken Bratkartoffeln mit Krabben oder Spiegeleiern. Beim Essen kann man beobachten, wie die Flüsschen im Takt mit den Gezeiten der Nordsee mal fast über die Ufer treten und ein paar Stunden später von Morast gesäumt sind, weil gerade Ebbe ist.

Auch wir schauen aufs Wasser. Ich lenke das Gespräch auf das Thema, das sich mir auf rätselhafte Weise immer wieder aufgedrängt, seitdem ich Almut getroffen habe. Auf Kinder. Auf Nestbau. Ich versuche, die Sache zunächst ganz allgemein zu halten. Erzähle, dass ich mir Nachwuchs wünsche. Irgendwann auf jeden Fall. Almut scheint ähnlich gepolt zu sein. Sie nickt. Mit jedem Satz kommen wir uns näher. Noch näher. *Jetzt!*, feuere ich mich selbst im Geiste an. *Jetzt fragst du, Dieter. Los, sei keine Memme.* Ich lege meinen Arm um Almut und sage: »Almut, was hältst du davon, wenn wir ein Kind machen?« Ich bin so gut wie 40, Almut ist fast 30, also genau der richtige Zeitpunkt, um eine Familie zu gründen. Die Sekunden nach meiner kühnen Frage dehnen sich unendlich. Dann sieht Almut mich an und lächelt. Sie gibt mir einen langen Kuss, anschließend sagt sie: »Jetzt gleich oder sollen wir bis zu Hause warten?« Ich denke an Almuts grandioses Hochbett und sage: »Dann aber schnell.«

Juli 1987

Ich weiß nicht, wie oft wir diese verflixte Treppe nun schon hoch- und wieder runtergelaufen sind. Vor ein paar Stunden waren wir im Bürgerpark spazieren, als Almut sagte: »Du, Dieter, da läuft Wasser an meinen Beinen runter, vielleicht ist die Fruchtblase geplatzt.« Unnötig zu erwähnen, dass es natürlich Samstagnachmittag ist. Der Zeitpunkt, an dem immer alles passiert, wofür man einen Arzt braucht, ob das jetzt eine Geburt ist oder sich plötzlich Zahnschmerzen melden. Ich bin in einer Millisekunde auf 180. Zurück nach Hause, die gepackte Tasche für Almut geschnappt und nichts wie in die Klinik.

Die Ärzte sagen, Almut muss dableiben, weil sie schon überfällig ist. Als werdender Vater denkt man in so einem Moment, dass die Geburt des Kindes nun nur noch eine Sache von höchstens ein paar Stunden ist. Doch Julia will und will nicht kommen. Darum die Treppe. Darum muss Almut in Bewegung bleiben.

Der Körper darf nicht in den Ruhemodus schalten. Es ist heiß draußen, über 30 Grad. Ich kann mir nicht vorstellen, wie es ist, bei diesen Temperaturen mit so einem Zusatzgewicht herumlaufen zu müssen. Ich kann mir sowieso überhaupt nicht vorstellen, wie es ist, schwanger zu sein und ein Kind zu gebären. Diese Belastung für den Körper. Und diese Schmerzen. Ich bin eigentlich ganz froh, ein Mann zu sein.

Die Luft steht, es kühlt sich quasi gar nicht ab. Almut krallt sich an das Geländer im Krankenhausflur und sinkt auf die Knie, sie wispert: »Ich kann nicht mehr, Dieter, ich kann nicht mehr.« Ich bin völlig hilflos. Was soll ich tun? Ich will nicht, dass meine Frau leidet, aber ich kann es auch nicht verhindern. Ich streichele ihre Stirn. Habe Angst. Aus einem der Kreißsäle kommt unglaubliches Geschrei von einer anderen Geburt. Das ist wirklich eine gemeine Einrichtung der Natur. Ginge so etwas nicht auch schmerzfrei? Was hat das für einen Sinn? Und wieso hat Freud von Gebärneid geredet? Freud kann niemals auch nur in die Nähe eines Kreißsaales gekommen sein.

Am Sonntagabend gegen zehn ist die Lage noch immer unverändert. Wir haben beide kein Auge zugetan, ich kann die Ringe unter meinen Augen quasi fühlen. Almut schickt mich nach Hause: »Das hat doch keinen Zweck, wenn du hierbleibst, du kannst ja doch nichts tun. Und du musst dich auch mal ausruhen.« Also fahre ich. Habe ein schlechtes Gewissen. Zu Hause lege ich mich hin und schlafe sofort ein. Doch nicht mal zwei Stunden später reißt mich das Telefon aus dem Schlummer: Almut ist dran. Es scheint loszugehen.

Ich springe ins Auto. Der Monza wurde inzwischen von einem gebrauchten Ford Fiesta abgelöst. Außer mir ist fast niemand unterwegs. Wegen der Hitze kurbele ich mein Fenster ebenso herunter wie das auf der Beifahrerseite. Ich bediene das Klischee werdender Väter in sämtlichen Filmen und Werbespots perfekt: Ich ignoriere die Geschwindigkeitsbegrenzung und brettere die zehn Kilometer zwischen unserer Wohnung und der Klinik wie ein Wahnsinniger. Aber es ist ohnehin fast kein Verkehr auf den Straßen. Als ich kurz vor dem Krankenhaus bin, geht plötzlich ein starker und ganz unwirklicher Luftzug durchs Auto. Dann höre ich den Knall. Ich bekomme eine Gänsehaut. Was ist das?

Später erfahre ich, dass in der Nähe eine Autowerkstatt explodiert ist. Einen Moment habe ich Angst, dass in der Klinik etwas in die Luft geflogen ist, doch als ich die Gebäude eine Minute später unversehrt sehe, erscheint mir der Knall wie ein Zeichen: Das Kind kommt. Auch Almut hört im Krankenhaus den Lärm.

Doch dann dauert es immer noch fast sechs Stunden. Sechs Stunden, in denen ich Almut leiden sehe. Im Vorbereitungslehrgang haben wir nicht gelernt, was in solchen Situationen zu tun ist. Wir haben jede Menge Handgriffe gezeigt bekommen, wie man seiner Frau den Bauch massiert oder den Rücken. Aber nichts hat mich auf das hier vorbereitet. Wie schwer eine Geburt wirklich ist für eine Frau, das haut mich um.

Am Montagmorgen, dem 6. Juli 1987, um 6 Uhr 6 kommt unser erstes Kind, unsere Tochter Julia, auf die Welt. Sie sieht ein bisschen seltsam aus. Weil die Fruchtblase schon so lange geplatzt war, hat sie im Bauch ein bisschen ›auf dem Trockenen‹ gelegen und hat nun Schorf und rote Flecken auf der Haut. Ich frage den Arzt: »Können Babys schon Akne haben?«, doch der lacht nur und sagt: »Machen Sie sich keine Gedanken, das geht schnell wieder weg.«

Bis jetzt habe ich durchgehalten. Ich will nicht sagen tapfer, denn das erscheint mir gemessen an dem, was Almut durchgemacht hat, geradezu lächerlich. Aber als die Hebamme zu mir sagt: »Herr Niemeyer, Sie können die Nabelschnur durchschneiden«, wird mir dann doch schwarz vor Augen … Später, als ich Julia im Arm halte, ist das alles vergessen. Zum ersten Mal in meinem Leben spüre ich ganz bewusst das Gefühl von Verantwortung. Das Gefühl: Dieses kleine Wesen ist von mir abhängig. Dieser Mensch gehört jetzt zu mir für den Rest meines Lebens. Ich hatte vor der Geburt ganz naiv gedacht: *So, dann wirst du jetzt Papa und dann ist gut.* Mit solch einer emotionalen Intensität hatte ich nicht gerechnet.

Nach der Geburt unserer Tochter stehen einige folgenreiche Entscheidungen an. Nachdem Almut ihrer Mutter vor wenigen Monaten eröffnet hatte, dass sie Großmutter werde, hatte sie uns zunächst herzlich in die Arme geschlossen. Um dann unverblümt zu verkünden, dass mit ihr als liebender Oma nicht zu rechnen ist: »Sei dir über eins im Klaren, Almut. Ich habe vier Kinder großgezogen, das reicht mir. Auf deine will ich nicht auch noch aufpassen.« Für uns bedeutete das: Wir würden keine Großeltern als Babysitter haben, auf die wir im Notfall zurückgreifen könnten, denn die Entfernung zu meiner Mutter und meinem Stiefvater war einfach zu groß.

Doch selbst mit mehr familiärer Unterstützung führt für Almut und mich kein Weg daran vorbei: Einer von uns muss zu Hause bleiben. Für uns kommt es nicht infrage, dass wir jemand Fremdes bezahlen, damit er oder sie auf unser Kind aufpasst. Und das zum einzigen Zweck, dass wir arbeiten können und das Kleine nur sehen, wenn es abends schon im Bettchen schlummert. Ich habe doch das Nest – unser Nest – für uns gebaut! Also sitzen wir an unserem Esstisch und wägen Pro und Contra unserer jeweiligen beruflichen Situation gegeneinander ab: Mein Job ist nicht übel, aber da ich unter anderem im Außendienst auf Provisionsbasis arbeite, schwankt mein Einkommen ebenso stark wie meine Arbeitszeiten. Almuts Arbeit als Stationsleiterin im Dialysezentrum ist nicht übermäßig, aber auch nicht schlecht bezahlt – und sie liebt ihren Beruf. Ich dagegen habe langsam die Nase voll von den Schattenseiten meines Jobs. In meiner Firma geht es nur um Profit. Darum, Geld zu machen. Unter den Kollegen ist es gang und gäbe, die Kunden über den Tisch zu ziehen, um rauszuholen, was rauszuholen ist.

Ich habe keine Lust mehr auf dieses Umfeld. Ich möchte etwas Sinnvolles tun und die Aussicht, mit meinem ersehnten Nachwuchs zu Hause zu bleiben, erscheint mir nahezu paradiesisch. Den entscheidenden Ausschlag aber gibt: Almut ist nur noch wenige Jahre davon entfernt, einen unkündbaren Status zu erreichen. Und ihre Stelle ist krisensicher.

Die Würfel sind also gefallen: Wir einigen uns, dass ich nach Almuts Mutterschutz zunächst als Hausmann zu Hause bleibe – vorübergehend, das ist meine Bedingung, bis Julia und vielleicht auch das – zunächst nur hypothetische – zweite Kind aus dem Gröbsten raus sind.

Die ersten beiden Jahre mit Julia – wie viele Windeln habe ich gewechselt, wie viele Nächte an ihrem Bett gewacht, wie viele Stunden den Kinderwagen durch sämtliche Grünanlagen Bremens geschoben –, diese beiden Jahre vergehen viel zu schnell. Und dann überrascht mich Almut eines Tages mit der Nachricht, dass wir bald zu viert sein würden. Ich bin völlig aus dem Häuschen. Das zweite Wunschkind! Jedoch mit Näherrücken des Entbindungstermins kommt auch die Erinnerung an die Stunden im Krankenhaus und Almuts Geburtsschmerzen wieder. Verständlich, dass ich vor Christophs Geburt einen gehörigen Bammel habe. Als Almut mich weckt und ruhig sagt: »Es geht los«, bin ich sofort hellwach und in Alarm versetzt. Ich stütze meine Frau, sie kann vor Schmerzen kaum laufen, die Wehen haben schon eingesetzt. Mit dem Golf, den wir mittlerweile haben, jage ich im höchsten Gang durch die Stadt, angefeuert von Almut: »Beeil dich, Dieter, beeil dich. Ich will das Kind nicht hier bekommen.« Mit quietschenden Reifen, wie es Steve McQueen auch nicht besser hinbekommen hätte, biege ich in die Krankenhauseinfahrt ein, halte mitten vor dem Eingang. Almut und ich brauchen bis in die Entbindungsstation zehn Minuten, weil sie sich vor Wehenkrämpfen kaum bewegen kann. Oben nimmt die Hebamme Almut in Empfang. Ich rase wieder runter zum

Wagen, um Platz zu machen, schließlich kann jederzeit ein Schwerverletzten-Transport eintreffen. Nachdem ich das Auto auf dem Besucherparkplatz abgestellt habe, jogge ich zurück zur Station, auch wenn ich mir keine Illusionen mache: Das würde wieder eine lange Nacht werden.

Oben aber wartet die Hebamme, sie lächelt und ruft: »Da sind Sie ja endlich. Ab in den Kreißsaal!« Kreißsaal? Jetzt schon? Wie kann das sein? Dort angekommen, scheinen alle wohl gelaunt zu sein. »So, jetzt drücken Sie Ihrer Frau mal in den Rücken«, scherzt die Hebamme. Oder ist das ernst gemeint? Ich nehme Almuts Hand. Almut hechelt und presst und hechelt und presst. Auf einmal verkündet die Hebamme: »Da kommt er!« – und schon ist Christoph da, am 1. April 1989, um 4 Uhr 22. Unglaublich! Almut ist so cool, dass sie schon ihre Mutter anruft, während der Arzt noch ihren Dammriss näht. Ich habe eine tolle Frau!

Das kleine Bündel im Arm, genieße ich den warmen Strom an Glücksgefühlen, der mich erfüllt. Christoph und Julia. Diese tiefe Bindung zu zwei wunderbaren neuen Menschen überwältigt mich ganz unerwartet. Und gibt mir Kraft.

3. Kapitel

WIE KONNTE DAS PASSIEREN?

Ende Dezember 1990

Das Gesundheitsamt in Bremen befindet sich im selben Gebäude, in dem auch die Bremer AIDS-Hilfe untergebracht ist. Almut und die Kinder begleiten mich, als ich mein Testergebnis abhole. Christoph liegt im Kinderwagen, Julia läuft an der Hand mit. Almut streicht sich immer wieder nervös das Haar aus dem Gesicht. Unsere Blicke streifen die ausgemergelten Junkies, die vor dem Eingang stehen, schon am Morgen eine Alkoholfahne haben und kaum die Augen aufhalten können. Mir sind diese Leute unangenehm. Aus der Entfernung ist es einfach, Mitleid zu haben, aber jetzt kann ich meine Vorurteile nicht mehr bremsen. Werden wir mit Junkies in einen Topf geworfen? Voller Scham blicke ich auf den Boden. Ich will nicht zu denen gehören. Nicht als drogenabhängig oder als Fremdgänger abgestempelt werden. Ich habe auch nichts gegen Homosexuelle, aber ich will nicht als schwul gelten, weil ich es nun mal nicht bin. Denn all das bin ich nicht. All das sind wir nicht. Das hier, das hat doch nichts mit uns zu tun. Mit Almut und mir. Oder mit den Kindern.

Aids ist *die Seuche*. Eine unanständige Krankheit. Aids hat *man* nicht, HIV-positiv ist *man* nicht. Auch ich kann mich von diesen Gedanken nicht frei machen. Meine eigene Voreingenommenheit bestätigt den Entschluss, den ich an Weihnachten bei meinen Eltern gefasst habe: Lieber niemandem etwas erzählen und das Geheimnis für uns behalten. Wenn herauskäme, dass nicht nur Almut, sondern auch ich und die Kinder HIV-positiv sind, würde mit uns niemand mehr etwas zu tun haben wollen.

Sie würden uns verurteilen. Und noch schlimmer: Sie würden die Kinder ganz bestimmt ausgrenzen. Und das darf auf gar keinen Fall passieren.

Während wir in der Besucherecke warten, blättere ich Broschüren durch, die sich mit dem Thema HIV und Aids beschäftigen. Nicht gerade eine erhebende Lektüre, aber etwas anderes ist nicht da und ich könnte mich ohnehin nicht auf irgendetwas anderes konzentrieren. Das Infoblättchen des sogenannten *Rat und Tat-Zentrums* in Bremen lege ich schnell wieder weg, weil es sich ausschließlich an Drogenabhängige und Homosexuelle richtet und über Sexualpraktiken und sicheren Spritzengebrauch referiert. Offenbar, denke ich bitter, sind diese Personengruppen die einzigen, die »Rat und Tat« brauchen. In einer anderen etwas allgemeiner gehaltenen Broschüre lese ich, wie der normale Verlauf der Krankheit ist: Nach der Ansteckung mit HIV reagiert der Körper nach einigen Wochen meistens mit einer Art Grippe. Während dieser vermeintlichen Grippe vermehrt sich das Virus explosionsartig, der Betroffene ist in diesem Stadium ansteckender als zu jedem anderen Zeitpunkt – und das, obwohl gängige Tests so früh nicht mal die Antikörper nachweisen können. Danach gewinnt das Immunsystem vorübergehend wieder die Oberhand und die Krankheit geht in eine oft jahrelange »Latenzphase« über, in der sich die Abwehrzellen und damit die Schlagkraft des Immunsystems langsam verringern. Das geschieht unbemerkt, jedenfalls, wenn man keinen Test macht. Diese Phase kann Jahre dauern! Irgendwann geht die Infektion dann schleichend in eine Aids-Erkrankung über ... Als ich an dieser *spannenden* Stelle bin, werden wir hereingerufen.

Die Beraterin Frau Garbe ist klein, rundlich und strahlt dadurch etwas Gutmütiges und Mütterliches aus. Ich brauche sie nur anzuschauen und weiß schon Bescheid. Sie lächelt zwar freundlich, aber es ist kein befreites Lächeln, eher ein mitfühlendes. Eines, das meint: Sie müssen jetzt tapfer sein! Statt das auszusprechen, sagt sie: »Setzen Sie sich doch erst mal.« Almut hat Julia auf dem Schoß und zeigt ihr ein Bilderbuch, um sie abzulenken. Mit der anderen Hand wiegt sie Christophs Kinderwagen. Frau Garbe lächelt weiter routiniert, sie ist eine richtige Lächelmaschine, ich frage mich, ob sie zu Hause verschiedene Lächelarten einübt, je nachdem, welche Botschaft sie überbringen muss. Doch als sie schließlich mit der Sprache rausrückt, lächelt sie nicht mehr: »Herr Niemeyer, wir konnten Antikörper in Ihrem Blut nachweisen. Es tut mir leid.« Es tut ihr leid? Das klingt, als wäre ich schon tot. Ich werfe einen Blick auf Almut: Sie zwinkert heftig gegen ihre Tränen an – Tränen, die mir seltsamerweise gerade nicht kommen wollen. Unsere Tochter scheint einen Moment lang zu spüren, dass etwas nicht in Ordnung ist, wendet sich dann doch wieder den Tieren in ihrem Buch zu. Frau Garbe reicht Almut ein Tempo und verspricht: »Wir helfen Ihnen!« Sie sagt das so warmherzig, dass es nicht mal nach dem lächerlichen Trost klingt, der es doch eigentlich ist. Wirkliche Hilfe, das wäre unsere Heilung. Die Heilung, die es für diese Krankheit nicht gibt. Wir erhalten die Adresse eines Arztes in Bremen, der sich mit Hämatologie – also das Blut betreffenden Krankheiten – auskennt. Dr. Wedekind ist der einzige Arzt in Bremen, der neben Krebspatienten auch HIV-Positive und Aids-Kranke behandelt. Dort müssen wir nun also hin, denke ich, wenn wir noch leben und alle Möglichkeiten ausschöpfen wollen. Ein gewöhnlicher Hausarzt reicht nicht mehr. Wir müssen zu einem Aids-Arzt, wenn der Zeitpunkt meines und Almuts Todes herausgezögert werden soll, damit wir für die Kinder noch so lange wie möglich da sein können. Ich ahne: Der Arzt und das Aids-Mittel AZT – das einzige Medikament, von dem ich bisher gehört hatte, erst kürzlich war es groß durch die Medien gegangen – werden nicht allein in der Lage sein, zu helfen. Wir müssen aktiv werden. Ich werde mich informieren und den Kampf mit meinem Feind aufnehmen. Und dazu muss ich ihn kennenlernen.

»Almut, hast du mich betrogen? Dann sag es mir jetzt bitte.«
Meine Stimme zittert. Wir sitzen mal wieder im Wohnzimmer
am runden Tisch. Ich presse Almuts linke Hand und schaue ihr
so fest in die Augen, wie ich kann. Als könnte ich sie auf diese
Weise hypnotisieren, damit sie mir die Wahrheit sagt. Ich fühle
mich mies. Mies, weil ich so eine ungeheuerliche Frage stelle
und offen Misstrauen äußere, obwohl ich Almut bisher immer
blind vertraut habe. Aber ich muss Klarheit haben. Ohne dass
ich etwas dagegen tun kann, kommen die Bilder von Martinas
Seitensprung wieder hoch. Als sei es erst gestern gewesen, sehe
ich noch einmal vor mir, wie ich durch die Tür trete und Martina nackt mit ihrem Lover vor dem Kamin finde.

Vielleicht bin ich ja so einer. Einer, den man hintergeht und
dem man Bären aufbindet. In der Ecke hinter dem Fernseher
steht der Weihnachtsbaum und irgendwie macht es mich gerade
wütend, dass Weihnachten ist. Der Drehbuchautor unseres Lebens besitzt Gespür für schlechte Witze: ein Familienpaket Aids
zum Fest der Liebe. Mit Schleife!

Almut hält meinem Blick stand und schüttelt energisch den
Kopf. »Nein, ich schwöre es dir, ich hab dich nicht betrogen.«
Sie sagt die Wahrheit, das spüre ich. Aber Almut wäre nicht Almut, käme nicht sofort der Gegenangriff: »Und was ist mit dir,
Dieter?« Sie klingt jetzt provozierend, so liebe ich sie. »Vielleicht
hast *du* mich ja angesteckt! Hast du da schon mal drüber nachgedacht?«

Sie hat natürlich recht. Ein Detektiv würde sagen: Die Tatsache, dass HIV zuerst bei Almut festgestellt wurde, beweist
gar nichts. Theoretisch hätte sich Almut auch bei mir angesteckt
haben können. Und da ich kaum ein Risiko habe, mich irgendwo ›nebenbei‹ infizieren zu können – anders als ein Rettungs-
sanitäter oder auch eine Krankenschwester wie Almut –, wäre
ein Seitensprung die nahe liegende Möglichkeit. Weil ich es aber
sogar in so einer Situation nicht lassen kann zu provozieren,
sage ich: »Nein, darüber habe ich nicht nachgedacht. Weil *ich*

ICH MUSS EUCH ETWAS SAGEN

dich nicht angesteckt haben kann. Ich war dir nämlich treu.« Almut wird sauer: »Heißt das mit anderen Worten, du unterstellst mir jetzt doch, ich hätte dich betrogen? Du solltest bitte nicht von Martina auf mich schließen, nicht jede Frau ist so eine …«

»Almut, hey!«, beschwichtige ich. »Ich wollte nur sagen, dass ich nicht fremdgegangen bin. Sonst nichts. Und ich glaube dir ja auch. Aber woher haben wir dieses Scheißvirus bloß?« Ich blitze Almut an, obwohl sich meine Wut im Grunde nicht gegen sie richtet. Es ist alles nur so furchtbar unglaublich und ungerecht …

Statt etwas zu erwidern, steht Almut auf und kramt eine Weile in der Schublade des Wohnzimmerschranks. Sie kommt zurück mit ihrem Blutspendeausweis und knallt ihn auf den Tisch. »Hier«, sagt sie gereizt, »den hätte ich nach der Nachricht am liebsten verbrannt. Ich will nämlich einfach nicht dauernd an das ›Scheißvirus‹ erinnert werden.« Und dann fängt sie wieder an zu weinen. Ich nehme sie in den Arm und halte sie fest, bis sie sich beruhigt hat.

Dadurch, dass Almut regelmäßige Blutspenderin und ihr Blut deswegen regelmäßig auf HIV getestet worden war, können wir jetzt den Zeitraum, in dem die Infektion stattgefunden haben musste, eingrenzen. Und nach und nach verdichtet sich das Bild. Von April 1986 bis Dezember 1989 hat Almut fünf Mal Blut gespendet. Jedes Mal war ihr Blut routinemäßig auf HIV untersucht worden und immer war der Befund negativ ausgefallen. Die nächste Blutspende war dann die im November 1990 und hier war der Test auf HIV-Antikörper ja nun leider positiv gewesen.

Geht man davon aus, dass drei Monate verstreichen müssen, um einwandfrei HIV-Antikörper nachweisen zu können, war Almut bis Ende August 1989 mit an Sicherheit grenzender Wahrscheinlichkeit noch nicht infiziert. Das unglückliche Ereignis musste ihr also danach zugestoßen sein: irgendwann zwischen August 1989 und August 1990.

Mir fällt die Broschüre ein, die ich mir im Gesundheitsamt eingesteckt hatte, und ich gehe in den Flur, um sie aus meiner Tasche zu holen. »Nach etwa sechs bis acht Wochen«, lese ich vor, »gibt es bei den meisten Infizierten eine erste Immunantwort auf das Virus.« Plötzlich fällt mir etwas ein. »Wann hattest du diese schlimme Grippe oder was auch immer das war?«, frage ich. Almut hatte im Frühjahr einen seltsamen und sehr heftigen Infekt mit hohem Fieber und merkwürdigem Hautausschlag gehabt. Unser Hausarzt war sich nicht sicher gewesen, um was es sich genau handelte. Es schien eine Grippe zu sein, aber irgendwie auch nicht. Weil er nicht wusste, was er machen sollte, und das Fieber auf über 40 Grad anstieg, hatte unser Arzt Almut damals mit ihrem »unklaren Virusinfekt« ins Krankenhaus überwiesen, wo sie eine Woche lang auf der Station lag. Auch dort tappte man im Dunkeln, was mit meiner Frau los war. Einen HIV-Test hatte man damals nicht veranlasst. Bei einer verheirateten Mutter zweier Kleinkinder HIV zu vermuten war so abwegig wie mit Marsmenschen in der Bremer Innenstadt zu rechnen. Doch jetzt lese ich weiter in meinem schlauen Blättchen: Nicht nur hohes Fieber, auch ein Ausschlag, wie ihn Almut hatte, ist typisch für erste Symptome einer HIV-Infektion!

Nachdem das Fieber nach etwa zehn Tagen wieder gesunken und der Ausschlag abgeklungen war, hatte sich Almut wieder ein wenig erholt. Aber so richtig gesund war sie dennoch das ganze Jahr nicht, sie war oft schlapp, blass und unendlich müde.

»Ich war Mitte April im Krankenhaus«, überlegt Almut laut und fügt hinzu, »da bin ich mir recht sicher.«

Ich tippe auf den Kalender neben der Tür. »Okay. Wenn das alles so stimmt, wie es hier steht, und deine Grippe diese ›Immunantwort‹ war, dann hast du dich wahrscheinlich irgendwann zwischen Mitte Februar und Anfang März infiziert. Was war da? Denk nach!«

Almut ist genervt: »Mach ich ja schon, Dieter. Setz mich nicht so unter Druck.«

Ich erinnere mich plötzlich an meine eigene, ähnlich merkwürdige fiebrige Erkrankung im Urlaub im August. Wir saßen mit den Kindern im Ferienhaus in Dänemark. Während draußen der Sturm tobte und der Keller des Hauses voll Wasser lief, hatten mich schreckliche Bauchschmerzen und Übelkeit geplagt, die ich noch nie so gehabt hatte. Eine Magen-Darm-Grippe der übleren Sorte, das hatte ich damals vermutet – und das nahm auch mein Arzt an, den ich nach dem Urlaub aufgesucht hatte. All das erschien plötzlich in ganz anderem Licht. Wenn der Infekt in Dänemark wiederum meine Immunreaktion gewesen war, dann hatte mich Almut vermutlich irgendwann um Juni 1990 herum angesteckt.

»Dieter, ich glaub, ich weiß es«, unterbricht Almut meinen Gedankengang. »Frau Ritter! Die muss es gewesen sein!« Und dann erzählt sie.

Es war im vergangenen Winter, Ende Februar. Almut war erst seit ein paar Tagen wieder im Dienst, sie war einen Monat zuvor an der Hand operiert worden: Sie hatte schon länger an einem Carpaltunnel-Syndrom der rechten Hand gelitten. Beschwerden dieser Art sind ziemlich weit verbreitet. Hauptsächlich Frauen sind davon betroffen, vielleicht weil ihr Körperbau schmaler ist. Bei diesem Syndrom tut ein Nerv weh, der an der Innenseite des Handgelenks durch den sogenannten Carpaltunnel verläuft. Ich konnte mich noch gut erinnern, dass Almut ständig Schmerzen gehabt hatte und als Rechtshänderin ziemlich gehandicapt war. Darum hatte ihr der Arzt zur Operation geraten, denn die soll in den meisten Fällen Linderung bringen. Ob das auch bei Almut so war, ließ sich damals noch nicht sagen: Selbst nach gut vier Wochen war die Operationswunde noch nicht richtig verheilt und schmerzte immer noch ein bisschen. Aber immerhin konnte Almut die rechte Hand wieder ganz gut bewegen, darum hatte der Arzt keine Bedenken, sie wieder zur Arbeit zu schicken.

Mit ihrer Chefin, der Ärztin Frau Dr. Beyer, versorgte Almut an diesem Tag wie immer die Patienten, die zur Dialyse erschienen waren. Eine von ihnen war Anja Ritter. Frau Ritter, das wusste Almut noch ganz genau, hatte keine Nieren mehr und ein Martyrium etlicher Operationen und regelmäßiger Bluttransfusionen hinter sich. Wie die meisten Menschen, deren Blut wegen einer Nierenfunktionsstörung regelmäßig per Dialyse gereinigt werden muss, hatte sie einen sogenannten Shunt, das ist ein künstlicher Gefäßzugang am Arm, der bei Dialysepatienten irgendwann einmal in einer kleinen ambulanten Operation eingerichtet wird und Arterie und Vene verbindet. Dadurch wird die Entnahme und Rückgabe größerer Blutmengen in kurzer Zeit ermöglicht. Nur mit solch einem Zugang kann die Dialyse überhaupt funktionieren. Ohne Shunt würde der Blutaustausch viel zu lange dauern.

Almut und ihre Kolleginnen sind ein eingespieltes Team, gemeinsam führten sie die gewohnten Handgriffe aus, als Patientin Ritter plötzlich aufschrie: Da, wo der Shunt in die Hautoberfläche mündet, an der sogenannten Shunt-Punktionsstelle, spritzte Blut. »Das war richtig viel. Wie ein kleiner Springbrunnen. Und so hoch«, sagt Almut und lässt ihre Hand etwa fünfzehn Zentimeter über der Tischplatte schweben. Anja Ritters Blut verteilte sich auf der Liege, dem Bettzeug und dem Fußboden. Almut schaffte es noch, sich einen Schutzhandschuh über die rechte Hand zu ziehen – das war 1990 noch keine Selbstverständlichkeit, aber wegen ihrer noch offenen Wunde war sie vorsichtig. Dann drückte sie die Stelle am Arm der Patientin so lange ab, bis die Blutung gestillt war. Das alles dauerte nicht lange. Aber lange genug, dass die Blutfontäne Almuts rechten Arm rot färbte. Auch den Teil, der nicht vom Handschuh bedeckt war. Als Almut kurz darauf den Schutzhandschuh auszog, sah sie, dass das Blut in den Handschuh gelaufen war und auf ihrer Operationswunde klebte. Sie wusch sich die Hände sehr sorgfältig und desinfizierte alles.

»Warum hast du mir das denn damals nicht erzählt?«, frage ich Almut. Sie zuckt mit den Schultern. »Ach, Dieter, wenn ich dir alles erzählen würde, was auf der Station passiert, hätte ich viel zu tun. Ich hab mir da auch nichts bei gedacht.«

Das Szenario der Ansteckung durch Frau Ritter passt zum Zeitpunkt von Almuts hohem Fieber und dem plötzlichen Hautausschlag im April bedrückend perfekt! Diese Indiziensammlung ist unglaublich deprimierend. Aber sie schweißt uns zusammen. Weder Almut noch mich trifft irgendeine Schuld. Wir sind Opfer unglücklicher Umstände und darum jetzt nicht nur als Ehepaar und als Eltern, sondern auch in der tödlichen Krankheit verbunden. Jeder von uns hat das Gefühl: Da ist ein Partner, auf den ich mich verlassen kann. Ich bin nicht allein mit dem Problem. Das richtet uns auf.

Als wir am Abend noch einmal nach unseren friedlich schlafenden Kindern sehen, hoffe ich ganz fest, dass wir sie nicht angesteckt haben. Sie hatten immerhin keine größeren Verletzungen in den letzten Monaten, sodass ich mich zuversichtlich an den Gedanken klammere, zwei völlig gesunde Kinder großzuziehen.

Ein neues Jahr

Das Dialysezentrum, in dem Almut arbeitet, befindet sich auf dem Gelände des Krankenhauses, in dem unsere Kinder geboren wurden. Ich habe zuvor nie darüber nachgedacht, aber für mich symbolisieren diese beiden Gebäudeklötze plötzlich Leben und Tod: Sie haben eigentlich nichts miteinander zu tun, aber liegen doch so nah beieinander. Meine Neujahrsgedanken 1991 drehen sich um den Tod, ums Verstehen des Unfassbaren und ums Überleben. Es gibt keine Vorsätze, wie wir sie sonst zum Jahreswechsel oft gefasst haben: drei Kilo abnehmen, weniger rauchen, immer sofort die Belege für die Steuer abheften … All das erscheint plötzlich unwichtig. Oberflächlich. Lächerlich. Und doch würde ich jetzt viel lieber oberflächlich sein und wie andere Leute die Reste vom Bleigießen, die Luftschlangen und abgebrannten Wunderkerzen entsorgen und die leeren Sektflaschen klirrend in den Container pfeffern. So etwas gab es dieses Mal nicht bei uns. Wir haben uns um zwölf nur in den Arm genommen, weinend, und sind dann ins Bett gegangen, noch während das Feuerwerk im vollsten Gange war.

Mein erster Besuch bei Dr. Wedekind im Februar wird ein ähnliches Erlebnis wie der beim Gesundheitsamt. Die Kinder sind zu Hause und werden von Almut versorgt. Sie hat den Dienst getauscht. Almut hat diese erste Untersuchung beim Spezialisten bereits hinter sich und mich gewarnt: »Mach dich auf was gefasst, Dieter!« Ich nehme die Straßenbahn. Es sind nur wenige Stationen, aber die Fahrt kommt mir wie eine Weltreise vor. Ich stelle mich im letzten Wagen hinten ans Fenster und blicke während der Fahrt zurück. Die Häuser gleiten vorbei. Mein Blick findet keinen Halt mehr. Was war bloß passiert? Ich wollte doch nur mein Nest haben und ein langes Leben mit meiner Familie verbringen. Das war doch ein ganz normaler Wunsch, wie ihn Millionen andere Leute auch hatten. Konnte das denn zu viel verlangt sein? Warum schlug das Schicksal bei uns so hart zu?

Ich habe Angst. Angst, der ich jetzt mit kämpferischen Gedanken begegne, um nicht in ihr zu versinken. Mein unbekannter Feind soll von vornherein wissen, dass ich nicht vor ihm in die Knie gehe oder gar aufgebe. Ich werde ihn kennenlernen – aber auch er soll mich kennenlernen! Doch reicht meine Kraft aus für diesen Kampf? Von der Haltestelle am Hauptbahnhof bis zur Praxis sind es nur ein paar hundert Meter. Je näher ich der Adresse komme, umso tiefer tauche ich ab in einen Albtraum.

Jeder Meter zu Fuß kommt mir vor wie der Weg in die Hölle. Draußen auf den Stufen des Aufgangs liegen oder sitzen ein paar verwahrloste Typen, deren Kleidung vor Schmutz starrt. Junkies. Sie warten auf ihr Methadon-Rezept, das ihnen die Sprechstundenhilfe nach draußen bringt. Haben diese Leute alle Aids? Ich fühle, wie ich innerlich verkrampfe, und komme mir vor wie bei einem Spießrutenlauf. Als würden mich alle anstarren, obwohl mich in Wirklichkeit vermutlich niemand beachtet. *Auch so einer mit dieser fiesen Krankheit.* Dabei will ich doch nur ich selbst sein. Und leben dürfen.

Das Haus ist ein wunderschöner Altbau mit großer Treppe in der Halle, die zur Privatwohnung des Doktors führt – aber im Wartezimmer unten links stehen billige abwaschbare Gartenstühle. Normalerweise wäre mir das vermutlich nicht mal aufgefallen, aber ich bin empfindlich und habe Angst, plötzlich Mensch zweiter Klasse zu sein, der noch nicht einmal auf einem »richtigen« Stuhl sitzen darf.

Ich nehme zögerlich Platz und greife nach einer der Zeitschriften, die unordentlich auf einem kleinen Tisch gestapelt sind und lege sie mir aufgeschlagen auf den Schoß. Aber ich lese nicht. Stattdessen mustere ich im Augenwinkel die anderen Wartenden, versuche auszumachen, wer wegen HIV hier ist und wer Dr. Wedekind wegen eines Krebsleidens aufsucht. Außer mir sind zwei Männer und eine Frau im Raum. Der jüngere der beiden Männer ist um die dreißig und wirkt sehr feminin. Er ist blass, mit feinen Gesichtszügen und einem Puppenmund. So, wie ich mir einen schwulen Balletttänzer vorstelle. HIV, tippe ich. Bei dem Älteren fällt mir die Einschätzung schwerer. Er hat eine fransige blonde »Vokuhila«-Frisur wie Rudi Völler und trägt eine halb getönte Brille. Seine unnatürlich braune Haut ist faltig und er ist so dünn, dass seine ausgewaschene Jeans und das gelbe Sweatshirt um den Körper schlackern. Krebs oder HIV? HIV oder Krebs? Ich weiß es nicht. Die Frau scheint dagegen ein klarer Fall zu sein: Sie ist um die fünfzig und sieht mit ihren raspelkurzen grauen Haaren und ihren erschöpften Augen aus, als habe sie erst kürzlich eine Chemotherapie hinter sich. Sie fängt meinen Blick auf und sofort schäme ich mich für das verstohlene Mustern. Doch die Mitpatientin lächelt mich freundlich an. Ich zwinge mich, zurückzulächeln. Wäre sie auch so freundlich, wenn sie wüsste, dass ich HIV-positiv bin? Bestimmt nicht. Sie wird glauben, ich habe Krebs wie sie. Ich habe diese Frau nie zuvor gesehen, doch ich will nicht, dass sie denkt, dass ich Aids habe. Ich will nicht aussätzig sein, nicht »zu denen« gehören. Wie viel besser wäre es, Krebs zu haben. Eine Krankheit, die mit Glück heilbar ist. Und die denjenigen, der sie hat, nicht an den Rand der Gesellschaft katapultiert. Eine Krankheit, die man haben darf. Ich weiß, wenn diese Frau mich jetzt fragt, warum ich hier bin, werde ich sagen: »Krebs.« Doch nichts dergleichen geschieht, im nächsten Moment wird sie von der Arzthelferin hereingerufen.

Ich atme tief durch und überlege, wie ich mir wohl einen Arzt vorzustellen habe, der auf HIV spezialisiert ist. Ein blutjunger Ehrgeizling direkt von der Uni, der diese *neue* Krankheit nutzt, um sich zu profilieren und eine Nische im Konkurrenzkampf mit den anderen Ärzten zu besetzen? Das passt zu den Gartenstühlen, aber nicht zu diesem prunkvollen Altbau. Bei Letzterem erscheint mir eher das Bild eines Cabrio fahrenden Golfspielers mit zurückgegelten Haaren, der sich den Pulli über die Schultern wirft.

Der Mann, der mir dann eine Viertelstunde später mit festem Druck die Hand schüttelt, hat dann zum Glück weder mit dem einen noch mit dem anderen etwas gemein. Stattdessen könnte sich Dr. Wedekind problemlos als Weihnachtsmann-Darsteller verdingen: Er ist klein, hat einen Rauschebart bis zur Brust und strahlt solch eine Ruhe aus, dass ich mich sofort entspanne. Die Gartenstühle sind vergessen, ich fühle mich gut aufgehoben. »Guten Tag, Herr Niemeyer«, sagt mein neuer Arzt. »Wir werden uns dann in Zukunft wohl häufiger sehen.«

LEBEN MIT DEM ALIEN

Verdammt! Ich habe mich an der Packung mit der Frischhaltefolie geschrammt. Da, wo man die Folie abreißt, ist eine schmale Leiste mit scharfen Metallzähnen angebracht und weil ich schnell sein wollte, bin ich abgerutscht. Wir achten bei jeder alltäglichen Arbeit peinlich genau darauf, uns nicht zu verletzen: beim Kartoffelschälen, Zwiebelschneiden oder auch, wenn wir einen Brief aufreißen. Aber manchmal passiert es eben doch. Die Wunde am Finger ist fast mikroskopisch, aber ich sehe einen winzigen Tropfen Blut, der hervorquillt, wenn ich um die Wunde herum Druck ausübe. Ich hasse mein Blut. Bei anderen Menschen ist Blut ein Lebenselixier, meines ist auf einmal todbringendes Gift.

Ich werde wütend, nehme mit der unverletzten Hand die ganze Packung Frischhaltefolie und werfe sie in den Mülleimer. Der Käse, den ich einpacken wollte, fliegt gleich hinterher. Wer weiß, vielleicht ist da ja was drangekommen. Nicht auszudenken, wenn Julia den essen würde. Dann wickele ich Küchenpapier um den Finger, um das Blut aufzusaugen, und renne ins Bad. Ich desinfiziere die Stelle auf der Haut. Dann sprühe ich erst Flüssigpflaster auf, ein normales Pflaster kommt zur Sicherheit noch drüber. Zurück in der Küche nebele ich den *Unfallort* mit dem Desinfektionsspray ein, das Almut besorgt hat. Damit säubern wir vor allem in Bad und Küche alles sorgfältig, was wir benutzt haben und nicht in die Spülmaschine stellen können. Als hätte ich einen Waschzwang, wienere ich alles, sprühe dann noch mal und beginne von vorn. Vorsichtshalber. Auch die Türklinke in der Küche und die im Bad desinfiziere ich. Zwar sagt mir mein gesunder Menschenverstand, dass die Viren an der Luft sofort absterben, aber ich steigere mich völlig in diese Angst hinein, versehentlich andere Menschen ins Unglück zu reißen.

Auch, wenn wir inzwischen mit hoher Wahrscheinlichkeit wissen, wo und wann sich Almut infiziert hat – vielleicht war es ja doch ganz anders? Es gibt Augenblicke, da halten wir alles für möglich. Vielleicht entspricht der aktuelle Stand der Wissenschaft in puncto HIV doch nicht den Tatsachen. Selbst Dr. Wedekind hat auf mein Nachbohren hin zugegeben, dass die Krankheit noch sehr unerforscht ist und dass das Virus – wie jedes andere Virus auch – irgendwann so mutieren könnte, dass es über andere als die bekannten Ansteckungswege übertragen wird. Und obwohl unser Arzt betont, das sei wirklich sehr unwahrscheinlich und rein gar nichts deute im Moment darauf hin, dass es eine solche Entwicklung gebe: Gerüchte und Eventualitäten hören einfach nicht auf, in unseren Köpfen herumzuspuken, und beginnen, dort ein Eigenleben zu führen. Dürfen wir die Kleinen küssen? Sie umarmen? Mit ihnen aus einem Glas trinken? Müssen wir im Sommer Moskitonetze in der Wohnung aufspannen? Es klingt doch gar nicht so unlogisch: Wenn man sich an Nadeln von Spritzen anstecken kann, warum dann nicht über blutsaugende Insekten? Das macht doch so alles keinen Sinn. Wir stellen uns sogar Fragen wie die, ob wir Handschuhe tragen müssen, wenn wir einen Einkaufswagen schieben! Der Gedanke, dass wir eine Gefahr für andere sein könnten und insbesondere für die Menschen, die wir über alles lieben, wird irrational groß. Wir kommen uns vor wie lebende Zeitbomben.

Unsere Angst wird ständig gefüttert. Almuts oberste Chefs im Dialysezentrum wissen Bescheid über ihre Krankheit und haben ihr nahegelegt, niemandem sonst etwas zu erzählen, um

Unruhe zu vermeiden. Almut hat mir von einem gemeinsamen Frühstück mit Kolleginnen auf der Station berichtet, einem seit Jahren gepflegten Ritual während der Frühschicht. Es war nicht genug Geschirr da und Schwester Tanja schlug vor, dass sich einige die Tassen teilen. Almut und sie sollten aus einer Tasse trinken. Dabei machte die Kollegin die flapsige Bemerkung: »Ach, ist doch nicht schlimm, du hast ja kein Aids, Almut, oder?« Alle haben gelacht, nur Almut ist das Lachen im Hals stecken geblieben. Sie hat bei diesem Frühstück auf Kaffee verzichtet und auf eine Magenverstimmung verwiesen. In solchen Momenten bin ich froh, keine Kollegen mehr zu haben. Zu Hause ist es zwar manchmal einsam, aber ich bleibe wenigstens von solchen unsensiblen Bemerkungen verschont.

Almut wird auf Anordnung der Betriebsärztin nach einiger Zeit in die Verwaltung versetzt und erledigt ab sofort Büroarbeit. Die körperliche Arbeit wird zu anstrengend und die Patienten sind potenziell eine große Gefahr für Almut. Hätte von den Nierenkranken im Dialysezentrum einer eine leicht zu übertragende Krankheit wie Hepatitis und steckte Almut an, könnte das in Kombination mit dem HI-Virus Almuts Tod bedeuten.

Eins merken Almut und ich schnell: »Nur« HIV-positiv zu sein und noch kein Aids zu entwickeln, bedeutet nicht, gesund zu sein. Positiv zu sein bedeutet, dass der Körper im permanenten Kampf mit dem Virus ist. Vom Zeitpunkt der Infektion an schädigt das Virus das Immunsystem. Was mit den »unklaren fiebrigen Infekten« einige Wochen nach der eigentlichen Infektion begonnen hatte, setzt sich fort mit häufigen Erkrankungen, die uns jedes Mal auch in Unruhe versetzen. Jede kleine Krankheit kann theoretisch der Anfang vom Ende sein. Wir bekommen Pilzinfektionen, schlagen uns mit Bronchitis und Hautproblemen herum. Und immer wieder plagt uns hohes Fieber. Jedes Mal fragen wir uns: Bricht jetzt schon Aids aus? Sind wir schon zu schwach geworden?

Anfang der Neunziger ist es in der HIV-Therapie noch nicht üblich, den Patienten schon früh Mittel zu geben, die das Virus an der Vermehrung hindern. Stattdessen werden die einzelnen Begleitinfektionen konventionell bekämpft: Antibiotika bei Bronchitis, Fungizide bei Pilzinfektionen, Schmerzmittel bei Schmerzen. Wie bei Menschen, die nicht HIV-infiziert sind. Zwar gibt es bereits sogenannte antiretrovirale Medikamente wie AZT, die speziell gegen die Vermehrung des HI-Virus wirken, indem sie bestimmte Zellrezeptoren blockieren – aber diese Mittel verschreiben die Ärzte wegen der gravierenden Nebenwirkungen erst sehr spät.

Almut schleppt sich oft mit Fieber zur Arbeit, denn sie weiß nicht, wie sie ein zu häufiges Fehlen erklären soll. Und sie möchte nicht, dass die Kolleginnen anfangen zu tuscheln, sie mache blau. Auch die Versorgung der Kinder kennt keine Pause. Ob es mir schlecht geht oder nicht: Ich muss meinen Job als Hausmann und Vater machen.

Ich bin oft unendlich müde und mein Kopf schmerzt. Mein Sichtfeld flirrt und ich kann mich auf nichts konzentrieren, dann werde ich fahrig und mir fallen bei der Hausarbeit in der Küche Teller aus der Hand. Oder ich stoße aus Versehen die volle Kaffeetasse um. Während ich die Waschmaschine belade, das Bad putze oder staubsauge, sind zwar die Hände beschäftigt. Aber die Gedanken können außer Rand und Band geraten. Meine Gedanken kreisen wie ein gefangener Tiger hinter dem Gitter. Und so fühle ich mich auch: gefangen. Gefangen vom Virus und im Abseits einer Gesellschaft, die panische Angst vor meiner Krankheit hat. Und damit Angst vor mir. Oder habe ich Angst vor der Gesellschaft?

Mache ich etwas falsch? Ist es doch der verkehrte Weg, zu schweigen? Müsste ich nicht eigentlich unseren Schmerz in die Welt hinausschreien und Hilfe einfordern? Aber wer kann mir helfen? Wer kann uns helfen? Nein, denke ich, niemand kann das. Wir sind allein.

Eines Morgens finde ich Julia hustend in ihrem Bettchen, das Nachthemd ist klatschnass geschwitzt, ihre blonden Haare kleben ihr auf der Stirn. Sie hatte schon in den vergangenen Tagen mit einer Erkältung zu tun, aber jetzt hat sie am ganzen Körper rote Flecken auf der Haut. Behutsam stecke ich ihr ein Thermometer unter die Zunge. Die Temperatur liegt bei 39,7. Ausschlag. Fieber. Oh Gott! Ich zwinge mich, nicht in Panik zu geraten, packe meine Tochter warm ein und fahre mit ihr zum Kinderarzt. Wenn eins unserer Kinder krank ist, sind Almut und ich jedes Mal aufs Höchste alarmiert, obwohl sogar Dr. Wedekind uns versichert hatte, dass es sehr unwahrscheinlich sei, dass wir Julia oder Christoph infiziert haben. Er hatte uns auch in unserem Beschluss bestärkt, mit einem HIV-Test zu warten, bis eine Blutuntersuchung akut notwendig ist. Da unsere Kapazität an Katastrophen erschöpft war, hatten wir uns an unseren Plan gehalten. Doch schon bei erhöhter Temperatur eines Kindes fragen wir uns panisch: Sind Christoph und Julia vielleicht doch positiv? Machen wir uns etwas vor? Haben wir sie angesteckt und das Fieber ist Anzeichen für die Latenzphase, in der sich der Virus noch ruhig verhält? Dann beobachten wir mit Sorge jede Verschlechterung oder Veränderung der Krankheitssymptome und können nachts vor Sorge nicht schlafen.

»Masern, ganz eindeutig«, sagt der Kinderarzt sofort, als er Julia sieht. »Die gehen gerade um. Machen Sie sich drauf gefasst, dass Ihr Jüngster die auch noch bekommt.« Mir fällt ein Stein vom Herzen. Klar, Masern. Die sehen so aus. Hätte ich auch gleich draufkommen können. Trotzdem frage ich: »Sind meine Kinder nicht ungewöhnlich häufig krank? Julia hat doch erst vor ein paar Wochen diese schlimme Erkältung gehabt.« Der Doktor sieht mich etwas spöttisch an, so als wäre ich eine von diesen überbesorgten Vaterglucken, und beruhigt mich: »Machen Sie sich da mal keine Gedanken. Elf Infekte im Jahr sind bei Kleinkindern vollkommen normal! Da müssen Sie leider durch.« Wenn der Mann wüsste, wo ich überall durchmuss …

Eines Abends bin ich wieder vollkommen am Ende meiner Kräfte. Die Kinder liegen im Bett, Almut ist zu Hause – und ich will einfach nur raus. Es regnet heftig, aber das ist mir gleichgültig. Ohne Schirm oder Regenjacke laufe ich durch die Straßen Bremens und ganz automatisch schlage ich die so oft gegangene Route zum Bürgerpark ein. Durch den Park windet sich ein kleiner Bach Richtung Emmasee, über den an verschiedenen Stellen wunderschöne alte Brücken führen. Auf einer dieser Brücken bleibe ich stehen und starre in das Flüsschen, dessen Wasseroberfläche von den Regentropfen geradezu zerfetzt wird. Was können wir nur tun? Die Frage dreht sich in meinem Kopf, dass mir fast übel wird. Wasser rinnt mir den Rücken hinunter. Ich will eine Lösung. Für uns. Für unsere Familie. Für unser Leben. Für mich. Das Jugendamt, schießt es mir plötzlich durch den Kopf. Für irgendwas müssen die doch gut sein. Unter Umständen können die etwas tun, vielleicht gibt es für uns als Familie mit zwei kleinen Kindern Möglichkeiten zur Hilfe. Ich weiß zwar nicht so genau, was das sein sollte, aber das müssten wir eben erfragen. Vielleicht gibt es ja Teilzeitbetreuung. Oder Kuren für die Kinder. Einen Einkaufsdienst. Was auch immer.

Ein paar Tage später. Die Mitarbeiterin beim Jugendamt begrüßt uns freundlich. Dann fragt sie so, als würde sie sich erkundigen, wie das Wetter draußen ist: »Sie möchten also aufgrund Ihrer, äh, HIV-Erkrankung Ihre zwei Kinder abgeben!« Wir erschrecken bis ins Mark. Das ist ja nun das Letzte, was wir wollen. Aber natürlich: Auf solche Fälle ist man hier vorbereitet, das kennt man beim Jugendamt. Doch darum geht es uns doch nicht! Wir verneinen vehement, erklären, dass wir nur ein bisschen Entlastung brauchen! Dann, sagt die Dame und schaut in ihre Unterlagen, sei das schon schwieriger. Nach einigem Hin- und-Her-Geblättere erklärt sie, es gebe noch die Möglichkeit einer psychologischen Unterstützung. Das ist zwar nicht ganz das, was wir uns unter Entlastung vorstellen, aber da sowohl Almut als auch ich schon mal seelisch besser drauf waren, machen wir einen Termin.

Die psychologische Praxis ist in einer altherrschaftlichen Villa im Stadtpark eines Bremer Vororts untergebracht. Als wir die alte knarrende Holztreppe mit dem polierten Geländer hinaufgehen, bin ich ehrlich erstaunt: Psychologie zu studieren scheint sich zu lohnen. Aber vielleicht sind die Räume auch nur von der Stadt angemietet. Die Praxis hat hohe Decken, ist weiß getüncht, darin stehen nur ein großer Tisch und vier Stühle, blitzsaubere Butzenscheiben geben einen leicht verzerrten Blick auf den Park frei. Unser psychologischer Berater hat sich verspätet und federt nach uns ins Zimmer. Er ist jung, trägt eine Brille, ein gestreiftes Hemd und riecht ausgerechnet nach meinem Lieblingsrasierwasser Aramis. Er gibt uns die Hand, dann lässt er seine braune Studentenumhängetasche mitten auf den Tisch fallen, dass ich zusammenzucke. Ein paar Sekunden später drückt er uns Malutensilien in die Hand und fordert uns auf, Kreise und Bäume auf ein Blatt Papier zu malen. Kreise und Bäume! Ich bin zu perplex, um zu protestieren. Almut wirft mir einen ihrer skeptischen Blicke zu, setzt sich aber ebenfalls brav in Position. Ich kritzele vor mich hin und denke: *Was soll das? Was will er aus unseren Zeichnungen herauslesen? Wenn ich große dunkle Fichten male, habe ich dann eher ein Psycho-Problem als mit lichten Linden? Habe ich eine multiple Persönlichkeit, wenn ich viele verschiedene Bäume zeichne? Und wenn mein Kreis nicht richtig rund ist, bin ich dann ein seelisches Wrack? Oder habe ich einen Ordnungszwang, wenn ich zu ordentlich bin? Und vor allem: Wie um alles in der Welt soll uns das helfen?* Ich komme mir nicht für voll genommen vor.

Während wir zeichnen, lehnt sich der Psychologe in seinem Stuhl zurück, ich sehe, wie er ein Gähnen unterdrückt – zwei arme Irre wie wir, die seinen albernen Anweisungen, ohne zu murren, folgen, sind für ihn wohl leicht verdientes Geld. Ich werde wütend. Wir sind doch in der Lage zu sprechen, warum sollen wir dann hier so einen Kinderkram machen? Nach ein paar Minuten ist es mir zu bunt, ich stehe ich auf, knalle ihm meine Zeichnung auf den Tisch und sage: »Wissen Sie was, ich glaube, Sie sehen den Wald vor lauter Bäumen nicht! So was mache ich zu Hause mit unseren Kindern. Meine Frau und ich sind aber aus dem Kindergartenalter raus. Trotzdem vielen Dank für Ihre Mühe!« Der Psychologe schaut mich mit großen Augen an und klappt den Mund auf und zu wie ein Fisch auf dem Trockenen. Bevor er sich gefasst hat und etwas sagen kann, haben wir schon unsere Sachen genommen und gehen. So, denke ich, sieht also die Hilfe aus, die wir vom Staat bekommen.

Bei uns um die Ecke liegt ein Sole-Freibad, an heißen Tagen eine wunderbare Erfrischung. Ich liebe es, schwimmen zu gehen, aber in diesem Sommer waren wir noch kein einziges Mal dort. Zu groß sind unsere Hemmungen, dass wir das mit unserer Infektion nicht dürfen. Auch wenn überall zu lesen ist, dass sich in öffentlichen Bädern niemand anstecken kann. Trotzdem traue ich mich mit den Kindern nur in den Park. Es ist irgendwann an einem Wochenende im Juli, in den Nachrichten ist die Rede vom »heißesten Tag des Jahres«, als Almut sagt: »Weißt du was: Mir ist heiß. Ich will jetzt schwimmen, zum Kuckuck! Das kann uns niemand verbieten.« Ich zögere kurz, dann sage ich: »Jawohl, das machen wir.« Ich bin froh, dass Almut es ist, die den Entschluss gefasst hat, und helfe ihr, die Kinder fertig zu machen. Als wir draußen auf die Straße treten, freue ich mich wie ein kleiner Junge, der ein unerwartetes Geschenk bekommen hat: ein Nachmittag im Schwimmbad. Im Freibad angekommen, breiten wir wie alle Besucher unsere Handtücher auf der Liegewiese unter den alten Bäumen aus. Dann bauen wir ein kuscheliges weiches Lager aus Tüchern und Decken mit einem kleinen Sonnenschirm für die Kinder. Gerade suche ich in der Badetasche nach der Sonnencreme, als ich Almut hinter mir leise murmeln höre: »Ach du großer Gott, Dieter.« Ich drehe

ICH MUSS EUCH ETWAS SAGEN

mich um, folge Almuts Blick und zucke zusammen. Etwa drei Meter neben uns auf einem ähnlichen Handtuchlager erspähe ich den leitenden Arzt des Gesundheitsamtes, dem wir im Winter kurz vorgestellt worden waren. Ich habe den Namen vergessen, aber er ist es zweifellos – mit Frau und zwei Kindern. »Jetzt guck da nicht so hin«, flüstert Almut, aber es ist zu spät, er hat uns bemerkt und ich sehe an seiner Mimik, dass er sich erinnert. Almut wirft mir einen ängstlichen Blick zu. Wird er uns jetzt Vorwürfe machen? Wie wir uns trotz unserer Infektion in ein öffentliches Bad wagen können? Schickt er uns nach Hause? Doch nichts dergleichen geschieht. Stattdessen hebt er die Hand zum Gruß, lächelt und ruft: »Hallo, wie schön, Sie hier zu sehen.«

Solche Erlebnisse geben uns Gewissheit, dass wir mit unserer Krankheit richtig und verantwortungsvoll umgehen. Wir lernen: Es ist okay, einen Alltag zu leben wie alle anderen, es ist okay, ins Schwimmbad zu gehen – zumindest, solange wir das nicht mit blutender Wunde tun. Jeden Monat macht die Forschung Fortschritte, Erkenntnisse werden untermauert, andere verworfen und wir fühlen uns langsam etwas sicherer in unserem Umgang mit der Krankheit. Wir informieren uns und bestellen einen Newsletter – gedruckt und per Post – beim Robert-Koch-Institut für Tropenmedizin, wo immer die neusten Erkenntnisse der weltweiten Forschung als Erstes ankommen. Und nach und nach finden wir heraus, dass wir ganz normal leben können, ohne unsere Umwelt zu gefährden.

Doch häufiger als die kurzen Augenblicke voller Hoffnung – wie der im Schwimmbad – sind die Momente, in denen wir kaum weiterwissen. Dr. Wedekind bestimmt regelmäßig die Zahl unserer Helferzellen, der sogenannten »guten« T4-Lymphozyten. Und die ist ständig im Keller. Eine hohe Anzahl wäre ein Anzeichen für ein einwandfrei funktionierendes Immunsystem. Wenn das so weiter bergab geht, so fürchten wir, ist es nur noch eine Frage kurzer Zeit, dass Aids tatsächlich bei uns ausbricht. Als ich Dr. Wedekind frage, wie er die Chancen einschätzt, dass die Werte wieder besser werden, zuckt er hilflos mit den Schultern: Zu dieser Zeit gibt es noch keine bekannten Fälle, in denen das je passiert ist. Ich kann also nicht mehr sagen: In vier Jahren kommt Christoph in die Schule, da freu ich mich drauf. Ich kann nur hoffen und beten, dass ich das erleben werde.

Ende November halte ich an der Tankstelle kurz vor der Autobahnauffahrt. Ich fröstele und reibe mir die Hände, während das Benzin in den Tank strömt. Es ist früh am Morgen und ich fühle mich noch nicht ganz wach, vielleicht bekomme ich auch eine Erkältung. In der kurzen Warteschlange an der Kasse lasse ich den Blick über das Regal mit den Zeitschriften und Zeitungen schweifen. Und bleibe an der *BILD*-Schlagzeile hängen. Habe ich eben nur gefröstelt, gefriert mir jetzt das Blut in den Adern: Freddy Mercury ist tot. An Aids gestorben. Gestern. Erst vor ein paar Wochen hatte er zugegeben, dass an den Gerüchten um seine Erkrankung etwas dran war, dass er tatsächlich Aids hatte. Wahrscheinlich, weil es sich nicht mehr verbergen ließ. Und jetzt war er schon tot. So schnell ging das also.

Ich habe die Musik von Mercurys Band Queen immer geliebt. Freddy Mercury war ein begnadeter Musiker. Und er hatte sein Leiden jetzt hinter sich. Almut und mir stand es noch bevor. Titel von Queen-Hits schießen mir durch den Kopf, sie kommen mir plötzlich alle vor wie bedeutungsschwangere Prophezeiungen: *Who Wants To Live Forever?*, *I Want It All*, *The Invisible Man* und natürlich mein Lieblingssong *I Want To Break Free*. Doch es ist nicht dieses Lied, das ich auf einmal summe, während ich von der Tankstelle weiter zum Supermarkt fahre. Es ist *The Show Must Go On*, der letzte Hit, der erst zu Beginn des Jahres herausgekommen war. Mir laufen Tränen über die Wangen. Jetzt ist klar, wie der Text des Songs zu verstehen war. Auch für mich muss die Show weitergehen. So lange, bis auch ich nicht mehr verheimlichen kann, woran ich leide. Wie bald wird das sein?

5. Kapitel

PAPAS MÜSSEN UNSTERBLICH SEIN

Oktober 1958

Ich bin außer Atem. Hatte Gegenwind auf dem Rückweg von der Schule und ich habe mich beeilt, denn es regnet in Strömen. Auch ein sportlicher Junge wie ich muss sich bei diesem Wetter auf einem großen Fahrrad richtig anstrengen, damit er nicht zu einem Segel wird, das der Sturm vor sich hertreibt. Die Gegend um Herford, wo wir leben, ist außerdem nicht gerade flach. Mein Herz klopft schnell von der Anstrengung. Sieben Kilometer sind es von der Schule bis zu unserem Haus. Ich schließe auf, die Haustür gleitet mit dem vertrauten Klick auf. Es wird dunkler, als sie hinter mir ins Schloss fällt. Kurz bin ich wie blind, meine Augen müssen sich an die neuen Lichtverhältnisse gewöhnen. Ich werfe meinen Tornister auf den Boden im Flur, das Leder macht ein dumpfes Geräusch auf den Holzdielen. Dann merke ich es. Irgendetwas ist falsch. Ein Geruch, fast nicht wahrzunehmen. Die Härchen auf meinen Unterarmen stellen sich auf. Ich höre gedämpfte Stimmen aus dem kleinen Zimmer vorn rechts. In der Diele hängen fremde Jacken und Mäntel. Wir haben Besuch. Das ist merkwürdig. Heute ist ein Wochentag, Besuch bekommen wir sonst immer nur am Wochenende. Und warum hatte mir niemand etwas gesagt?

Ich gehe ins Wohnzimmer. Niemand hält mich auf. Niemand hat bemerkt, dass ich schon zu Hause bin. Der Geruch wird stärker. Er ist scharf, klinisch. Der Sarg ist offen. Aufgebockt auf dem Wohnzimmertisch. Die Augen meines Vaters sind geschlossen, er trägt seinen guten Sonntagsanzug. Ich stehe wie gelähmt, kann meinen Blick nicht von seinem Gesicht wenden. Vielleicht schreie ich. Papa! Das kann doch nicht sein, ich muss träumen. Irgendwann kommt jemand, es ist wahrscheinlich meine Mutter, nimmt meine Hand und zieht mich fort. Aber es ist zu spät, das Bild meines toten Vaters hat sich schon eingebrannt. Ich hätte es ahnen können. Ahnen müssen. Nach allem, wie dieser Tag begonnen hatte.

Meine Mutter war schon losgefahren zur Arbeit in der Schokoladenfabrik. Sie musste jeden Tag um sechs Uhr raus. Mein Vater hatte mir Frühstück gemacht und Pausenbrote eingepackt. So weit war auch an diesem Tag noch alles normal. Doch dann hatte Papa mich an die Hand genommen und war mit mir ins Wohnzimmer gegangen. Wir hatten uns aufs Sofa gesetzt und Papa hatte mir fest in die Augen gesehen. »Dieterchen«, hatte er gesagt und fast feierlich geklungen, »du musst immer gut zu Mama sein und auf sie aufpassen. Und Brigitte ist noch so klein, du musst auch auf sie achten. Du bist jetzt der Chef in der Familie.«

In diesem Moment hatte mich ein Gefühl großen Stolzes durchströmt. Klar, Papa konnte auf mich zählen! Seinen Großen! Natürlich würde ich auf Mama und meine kleine Schwester aufpassen, falls Papa diese wichtige Aufgabe gerade nicht übernehmen konnte. Und das war nicht so selten: Mein Vater hatte im Krieg in Ostpreußen einen Bauchschuss erlitten und hatte noch immer mit den Folgen zu kämpfen. So weit ich zurückdenken kann, hatte er fast permanent Schmerzen. Ohne Medikamente funktionierten seine inneren Organe nicht. Nach der Einnahme musste er »Rollkuren« machen: sich über den Boden wälzen, damit sich die Wirkstoffe verteilten. Er war oft wochenlang im Krankenhaus und ich habe ihn sehr oft leiden sehen. Darum erschien es mir an diesem Morgen zunächst ganz natürlich, dass er mich zur Seite nahm und die Verantwortung für die Familie in meine Hände legte. Wenn Papa mal wieder nicht zu Hause war, im Krankenhaus oder auf Kur, brauchte er natürlich einen

Stellvertreter. Logisch, dass seine Wahl auf mich fiel. Ich war schließlich beinahe groß. Ich war doch schon zehn.

Erst auf dem Schulweg war mir sein Verhalten plötzlich merkwürdig vorgekommen. Ich hatte einen Zahn zugelegt, um es noch vor dem Unterricht zu Mama in die Schokoladenfabrik zu schaffen. Sicher war sicher. Vielleicht war es doch besser, wenn sie Bescheid wusste. Atemlos erzählte ich ihr, was passiert war, und musste mich dann sputen, zur Schule zu kommen – natürlich kam ich zu spät, der Lehrer erteilte mir einen Rüffel und schon hatte mich der Schulalltag fest im Griff – im positiven Sinne: Ich hatte Englisch, neben Sport mein Lieblingsfach. Irgendwann, während ich dort an meinem Pult saß, vermutlich noch bevor die erste Schulstunde um war, hatte sich mein Papa zu Hause erhängt. Mama hatte sich bei ihrem Arbeitgeber entschuldigt und war sofort nach meiner alarmierenden Nachricht nach Hause gefahren, in größter Sorge. Doch sie kam zu spät.

Weil ich nicht lockerlasse, quengele und wissen will, was passiert ist, geht Mama mit mir und meiner Tante Hilde, Papas Schwester, in den nur spärlich beleuchteten Vorratskeller. Dort zeigen die beiden mir die Stelle am Fenster, wo Papa an einer Querstrebe gehangen hat. Auch dieses Bild ist unauslöschlich eingeprägt: Rechts unter dem hohen Fenster steht der große Bottich mit Sauerkraut, dessen Deckel mit einem großen Stein beschwert ist. Links an der Wand die Schütte mit Kartoffeln, daneben ein schmales Regal mit Äpfeln, die intensiv duften. Mama sagt: »Dieter, du weißt ja, dass Papa immer solche heftigen Bauchschmerzen hatte. Die hat er einfach nicht mehr ausgehalten.« Papa musste sehr schlimme Bauchschmerzen gehabt haben, denke ich, wenn er sich deswegen umbrachte. Aber hatte er die nicht schon immer gehabt? Wieso ausgerechnet jetzt? Aber ich frage nicht weiter. Ich will hier weg, will wieder nach oben, ins Helle.

Es gibt einen Abschiedsbrief, davon gibt mir meine Mutter am nächsten Tag den an mich gerichteten Teil, den sie herausgeschnitten hat. Es ist nur ein Satz und den kenne ich schon.

Dieter, pass immer gut auf Mama auf.

An der Stelle im Wohnzimmer, wo mein Vater im Sarg lag, darf ich nach der Beerdigung mit meiner neuen Märklin-Eisenbahn spielen – die sollte ich erst zu meinem Geburtstag im November bekommen, aber angesichts der Umstände wird die Bescherung vorgezogen. Mama versucht mich zu trösten, so gut sie kann. Ich verstehe nicht viel von dem, was ich fühle. Es zieht und zerrt tief innen drin und manchmal muss ich weinen. Ich spüre, dass es zu früh ist, in meinem Alter den Papa zu verlieren. Doch mit meiner Trauer bin ich allein. Meine Mutter nimmt mich in den Arm und sagt mir, wie lieb Papa mich gehabt habe und dass es ihm dort, wo er jetzt sei, besser gehe. Aber ihren Trost kann ich nicht wirklich annehmen, denn ich war es doch, der auf Mama aufpassen sollte, und nicht umgekehrt – das hatte ich Papa schließlich versprochen. Ich weiß nur nicht, wie ich das anstellen soll, das mit dem Trösten, ich fühle mich hilflos. Und immer habe ich diesen schweren Kloß hinter dem Brustbein. Im Winter nach Papas Tod ist Mama sehr nachsichtig mit mir. Wenn ich etwas kaputt mache, schimpft sie fast nie. Selbst, als ich eine Fünf in Mathe nach Hause bringe, meint sie nur: »Dieter, das nächste Mal musst du aber besser lernen. Versprichst du mir das?« So leben wir weiter. Ich gehe in die Schule, Mama zur Arbeit. Ich spiele, Mama kocht. Wir schlafen. Und wieder von vorn. Ich vermisse Papa jeden Tag. Aber jeden Tag verblasst auch der Schmerz ein bisschen wie die Polster auf dem Sessel am Fenster, der immer in der Sonne steht.

Zwei Jahre nach dem Tod meines Vaters zogen wir mit Kai, dem neuen Freund meiner Mutter, von Herford nach Kierspe ins Sauerland. Als ich sechzehn wurde und kräftig genug war, um richtig anzupacken, half ich ihm, ein Haus zu bauen, das für uns alle bestimmt war. Ich habe damals mit einem Kompressor jeden Samstag und jeden Sonntag den Fels aus dem Berg gebrochen. Dafür habe ich auf mein Handball-Training verzichtet, und statt mich in der Turnhalle zu verausgaben, habe ich Steine geschleppt, an der Mischmaschine gestanden und Sand geschippt. Kai und ich waren Arbeitskumpels. Wir schwitzten gemeinsam bei der Arbeit und stießen mit dem Feierabend-Bier an. Er gab mir ein ordentliches Taschengeld für meine Hilfe, aber unsere Beziehung ging nicht über ein kollegiales Verhältnis hinaus. Über Privates sprechen konnte ich nicht mit ihm. Über Liebeskummer. Über die Fragen, die man als Jugendlicher nun mal so hat. Zum Erwachsenwerden und zu all den komischen Dingen, die mit dem eigenen Körper passieren, ohne dass man etwas dagegen tun kann. Meine Mutter hätte sicher zugehört, aber war da einfach die falsche Ansprechpartnerin, ich hätte mich in Grund und Boden geschämt. Solche intimen Dinge hätte ich nur gegenüber einem Geschlechtsgenossen ansprechen können, dem ich blind vertraute – und weil es den nicht gab, behielt ich eben alles für mich. Vielleicht ging es meiner Mutter ähnlich und sie konnte auch nicht so richtig mit ihrem Freund sprechen, denn sie blieb nicht sehr lange mit ihm zusammen. Als das Haus fertig war, in das wir alle gemeinsam ziehen sollten, trennten sich Kai und Mama, Brigitte und ich zogen weiter ins Ruhrgebiet.

Mit meinem Stiefvater, dem nächsten Ehemann meiner Mutter, hätte ich vielleicht besser reden können. Aber als der in Mamas Leben trat, war es zu spät, da hatte ich die Bundeswehr schon hinter mir und mit dem Studium begonnen. Während des Studiums, ich war 23, kam auch der Gedanke an den Tod wieder zurück. Ich steckte fest, kam weder vor noch zurück. Ich wusste nicht, in welche Richtung mein Leben gehen sollte. War Betriebswirtschaft wirklich meine Berufung? Was sollte das alles? Das Dasein kam mir vollkommen sinnentleert vor. Ich hatte keine Freundin, fand an nichts Spaß, saß nur zu Hause und spürte abgrundtiefe Verzweiflung. Mein Kopf steckte in dichten dunklen Wolken, die nicht wegziehen wollten, mir den Blick versperrten und mich am Atmen hinderten. Und plötzlich war ich bereit aufzugeben. Selbstmord erschien mir als einzige Lösung. In verschiedenen Apotheken besorgte ich mir Schlaftabletten, damit nicht auffiel, wie viele ich insgesamt kaufte.

Die Überdosis, die ich mir einverleibte, hätte vermutlich auch einen Elefanten umgehauen. Doch während ich bewusstlos in meinem Zimmer auf dem Teppichboden lag, habe ich immer wieder laut gestöhnt. Meine Nachbarin über mir, Frau Günther, war zufällig zu Hause und hörte mich – sie bestellte sofort einen Krankenwagen. Der Notarzt musste dann erst die Feuerwehr rufen: Weil niemand einen Schlüssel zu meinem kleinen Apartment hatte, mussten die Feuerwehrleute mit Äxten meine Wohnungstür zertrümmern – was mich später mehr als 2000 Mark gekostet hat, die mein Vermieter von mir zurückhaben wollte. Das Team des Notarztwagens kämpfte auf der Straße vor unserem Mehrfamilienhaus dann mehr als eine Stunde um mein Leben und versuchte, mich wiederzubeleben. Das hat in allerletzter Sekunde geklappt.

Im Krankenhaus lag ich noch Tage im Koma. Und als ich aufwachte, war ich unglaublich froh, am Leben zu sein – die Sorgen, die mich vorher schier erdrückt hatten, erschienen mir viel überschaubarer. Der für mich zuständige Arzt im Krankenhaus nahm sich viel Zeit. Erst plauderte er mit mir über das Fernsehprogramm und das Krankenhausessen. Und nachdem ich Vertrauen gefasst hatte, fragte er mich ganz ohne Vorwürfe:

»Sagen Sie mal, wie sind Sie eigentlich auf den Gedanken gekommen, sich umzubringen?« Ich erzählte ihm von meinen Sorgen. Dass ich einfach keine Perspektive mehr gesehen hatte und mich allein gelassen fühlte. Er hörte sich das alles an und meinte dann: »Das ist bestimmt alles nicht einfach, aber viele Leute haben solche Phasen und bringen sich trotzdem nicht gleich um.«

Dann bohrte er ganz behutsam immer tiefer und stellte Fragen nach meinen Plänen und meinen Träumen. Und irgendwann auch nach meiner Familie. So kam ich ganz von selbst auf den Selbstmord meines Vaters und auch auf den meiner Tante Hilde zu sprechen, den ich einfach verdrängt hatte. Es war erst ein Jahr her, dass sich auch Papas Schwester das Leben genommen hatte. Sie war Besitzerin einer kleinen Kleiderfabrik in Bielefeld, in der ich zunächst neben dem Studium im Büro gearbeitet hatte, um praktische Erfahrung zu sammeln. Der Betrieb stand in letzter Zeit schlecht da, Schulden lasteten schwer und meine Tante sah wohl keinen Ausweg mehr. Noch während ich das erzählte, wurden mir Zusammenhänge klar, die ich so nicht gesehen hatte.

Der Arzt nickte und sagte: »Es überrascht mich nicht, dass Sie mir so etwas erzählen. Denken Sie mal drüber nach, Herr Niemeyer.« Dann klopfte er auf den Metallrahmen am Fußende meines Bettes, lächelte kurz und verließ mein Zimmer. In diesem Augenblick hatte ich mir geschworen, dass ich niemals wieder aufgeben würde. So schlimm konnte es doch gar nicht kommen, dass man dafür sein Leben wegwarf.

An all das muss ich jetzt denken. Es ist mehr als zwei Jahrzehnte später und mitten in der Nacht. Ich stehe im Dunkeln, betrachte meine Kinder in ihren Betten im schwachen Licht der Straßenlaterne, das von draußen hereinsickert. Ich bin aufgestanden, denn ich kann nicht schlafen, wie so oft in der letzten Zeit. Habe mich nur hin und her gewälzt und geschwitzt. Julia schläft tief und fest, den Daumen im Mund, den Stoffhasen im Arm. Ihre feinen blonden Haare fallen ihr aus dem Gesicht, sie sieht aus wie ein Engel. Christoph macht niedliche Glucksgeräusche im Schlaf. Da liegen meine Kinder, meine eigenen Kinder, ich kann es kaum fassen. Ein unendlich zärtliches Gefühl kommt in mir auf. Ich will für sie da sein, egal, was passiert. Ich will der Papa sein, der unsterblich ist. Ein Superpapa. Bis vor Kurzem hatte ich nicht den geringsten Zweifel, dass ich das leisten kann. Ich war stark, ich war gesund, ich war sportlich. Ich hatte eine große Klappe und keiner konnte mich unterkriegen. Ich konnte für meine Kinder kämpfen, wenn irgendwer Schwierigkeiten machte. Ich konnte sie beschützen. Ich fuhr zwar gern Motorrad, aber sehr vorsichtig, habe nie zu den verrückten Rasern gehört. Was sollte mir schon passieren? Ein ganz neues Leben lag vor mir, das Leben als Familie. Mit Kindern. Mit meiner geliebten Frau. Ich hatte mein ersehntes Nest gebaut und mir meinen größten Traum erfüllt.

Und das alles ist von einer Sekunde auf die andere zerplatzt. Mein Glück. Meine Träume. Meine Zukunft: bunte Luftballons, die im einen Augenblick noch prall und schön vor dem wolkenlosen Himmel schweben und plötzlich in hässliche Fetzen zerbersten.

Almut und ich werden bald sterben. Und zwar nicht einfach so, friedlich entschlafend, wie man sich im Allgemeinen seinen Tod wünscht. Sondern, nach allem, was man so hört, qualvoll, unter schlimmen Schmerzen. Bettlägerig. Hinfällig. Mit dunklen Flecken am ganzen Körper, bösartigen Hautwucherungen. Karposi-Sarkom, so heißen die hässlichen Flecken, das hatte in den Zeitungen gestanden, damals als Rock Hudson an Aids gestorben war. Ich denke an die Bilder aus der Zeitung. Ein abgemagerter Körper in einem riesigen Bett. Nur Haut und Sehnen, ein Todgeweihter, der gefüttert werden muss. Ein Skelett, das doch einmal der lustige Beau aus *Bettgeflüster* mit Doris Day war. Und als wäre das nicht schon schlimm genug, starb der Schauspieler von der Gesellschaft ausgestoßen, aus Angst vor Ansteckung. Es gibt 1990 nur schlechte Nachrichten über Aids. Nie hört man davon, dass schlechte Blutwerte auch wieder besser werden können. Erkrankte sterben einfach so weg. Ist Aids erst einmal ausgebrochen, geht es nur noch bergab. Rapide.

Und das ist nun also auch unsere Zukunft. Kein Apfelbaum, unter dem Almut und ich mit weißem Haar sitzen. Keine Enkelkinder, die in unserem Garten spielen: Das würden wir nicht erleben. Der Schmerz schnürt mir die Kehle zu. Almut und ich haben mit Glück noch ein paar Jahre. Und die Kinder? Wie viele Jahre haben sie? Wie sieht ihre Zukunft aus? Wie so oft frage ich mich: Sind sie gesund? Oder haben wir sie angesteckt? Und was tun wir, wenn auch sie positiv sind? Wenn es keine Chance gibt und jede ärztliche Prognose den Kindern und uns nur noch Schmerzen in Aussicht stellt? Und plötzlich ist da diese Idee: Falls auch die Kinder Antikörper gegen das Virus im Blut haben, wenn auch sie positiv sind, dann könnten wir … Ich schäme mich für den Gedanken und doch erscheint er mir plötzlich als Lichtschein. Wenn wir ohnehin alle sterben müssen, dann wenigstens ohne Qualen, denke ich. Ich lege mich wieder hin und kann auf einmal schlafen.

»Daran habe ich auch schon gedacht«, sagt Almut, als ich ihr meine Idee unterbreite. »Ich kann etwas besorgen.« Wir sitzen wie so oft auf unserem grünen Sofa und schmieden Pläne. Und doch ist alles anders. Denn es sind keine Zukunftspläne wie noch bis vor Kurzem. Sondern düstere Pläne. Geheime Pläne. Darüber, wie wir am besten aus dem Leben scheiden. Wir erörtern das Thema, mit dem ich nie wieder etwas zu tun haben wollte. Wir flüstern, obwohl uns niemand hören kann, denn wir kommen uns vor wie Verbrecher. Almut hat als Dialyseschwester Zugang zu Medikamenten, an die man sonst nicht so ohne Weiteres kommt. Wir denken an Insulin, denn wir haben in einem von Almuts medizinischen Nachschlagewerken gelesen, dass die meisten Menschen auf eine Insulin-Überdosis mit einem Kreislaufkollaps reagieren und sterben. Die, die nicht sterben, tragen oft schwere Hirnschäden davon oder fallen ins Koma. So eine Aktion wäre also alles andere als ein perfekter Selbstmord. Ich wische die Angst vor so einem unerwünschten Ergebnis damit weg, dass wir dann einfach genug nehmen müssten. Es geht aber in diesem Moment auch weniger darum, dass wir uns tatsächlich das Leben nehmen wollen. Aber wir brauchen eine Möglichkeit. Wenigstens etwas, das wir selbst entscheiden können und das nicht ohne unseren Einfluss mit uns passiert. Den Gedanken, sich umzubringen, kann man verurteilen. Aber wir sind verzweifelt und suchen nach einem Ausweg. Ganz egal, wie der aussieht.

Eins ist klar: Dieser Ausweg würde nur dann in die Tat umgesetzt, wenn alle anderen Möglichkeiten ausgeschöpft sind. Wenn es keinen winzigen Funken Hoffnung mehr gibt. Niemals würden wir Hand an unsere Kinder legen, wenn auch nur die minimale Möglichkeit besteht, dass sie ein lebenswertes Leben führen können. Wenn sie gesund sind.

Ich versuche, mir unser aller Todesanzeige vorzustellen, aber etwas in mir sträubt sich. Die Namen von Julia und Christoph gehören dort nicht hin, noch lange nicht. Sie sollen ein langes, gesundes und glückliches Leben haben. Ich will nicht, dass Julia oder Christoph mich in so jungen Jahren im Sarg liegen sehen müssen. Will nicht, dass sich dieses Trauma wiederholt. Ich will auch nicht die Dummheit wiederholen, die ich als junger Mann am Anfang des Studiums begangen habe. Auch Almut hat ihren Vater verloren, als sie dreizehn war. Natürlich hatten wir beide eine treu sorgende Mutter, aber unsere eigenen Kinder sollen beide Elternteile haben. Eine richtige Familie. Etwas, das Almut und ich beide nie in der Form hatten. Wir hatten kein Nest. Unsere Kinder sollten eins bekommen. Und darum müssen wir leben! Und ich *will* leben. Für die Kinder. Was auch immer ich tun muss.

Trotzdem haben Almut und ich jetzt den Plan B gefasst. Den Notausgang definiert. Ich hoffe, wir müssen ihn nicht benutzen.

6. Kapitel

IN DER ABSEITSFALLE

Ich bin auf dem Weg zu Dr. Wedekind und kaufe mir gerade im Kiosk am Hauptbahnhof eine Flasche Mineralwasser, als ich hinter mir eine Stimme höre: »Dieter? Dieter Niemeyer? Bist du das?« Ich drehe mich um und sehe einen Typen im piekfeinen Anzug auf mich zukommen. Ich kenne wenige Leute, die piekfeine Anzüge tragen, aber dieses Grinsen kommt mir sehr bekannt vor. »Mensch, Peter!«, rufe ich und mich durchströmt eine Welle der Freude. »Was machst du denn hier?« Mein alter FH-Kumpel strahlt übers ganze Gesicht: »Mein lieber Scholli, wie lang ist das her, dass wir uns zuletzt gesehen haben? Zwanzig Jahre?« Er fällt mir um den Hals und klopft mir so fest auf den Rücken, als hätte ich eine Gräte verschluckt. Peter und ich hatten uns im ersten Semester kennengelernt. Wir haben zusammen gepaukt und das Studentenleben genossen: wilde Partys, vertrödelte Nachmittage in Cafés und chaotische Semesterfahrten. Etliche Erinnerungen schießen mir auf einmal durch den Kopf.

Als er das Angebot bekam, ein Auslandssemester in Cambridge einzuschieben, und ich bei meiner Tante Hilde im Bielefelder Betrieb zu arbeiten anfing, haben wir uns aus den Augen verloren. Wäre das nicht passiert, wäre Peter damals vielleicht mein bester Freund geworden. So verlief unsere Freundschaft bloß im Sand. Es sprudelt weiter aus ihm heraus: »Was machst du denn heute, Dieter? Wohnst du hier in Bremen? Ich bin gerade mit meiner Frau hergezogen, ich hab ein Job-Angebot bekommen, das ich schlecht ablehnen konnte.«

Ich erzähle ihm, dass ich verheiratet bin und zwei Kinder habe. Es stellt sich heraus, dass er ebenfalls Nachwuchs im Alter von Julia und Christoph hat, zwei kleine Mädchen. Er und seine Frau haben sogar im gleichen Jahr geheiratet wie Almut und ich. Peter ist begeistert: »Wir müssen uns unbedingt alle bald treffen, du musst Jasmin und die Kinder kennenlernen.« Mir stellen sich die Nackenhaare auf. So sehr ich mich gerade gefreut hatte, Peter zu sehen: Die Vorstellung, mich mit meinem alten Kommilitonen und seiner perfekten Familie zu treffen und auf Friede-Freude-Eierkuchen zu machen, ist unerträglich. Ihm im Plauderton bei einem Bierchen zu erzählen, was alles passiert ist in den zwanzig Jahren, seit wir uns zuletzt gesehen haben, aber dabei genau das aussparen zu müssen, was mir ständig wie ein glühender Stein auf der Seele brennt? Dabei zu sehen, wie er exakt das hat, was ich mir gewünscht habe und was mir nun verwehrt bleibt? Unmöglich!

Plötzlich habe ich es eilig. »Du, entschuldige, ich muss los, ich hab einen Termin«, sage ich und deute auf meine Armbanduhr. Peter zieht eine Visitenkarte aus der Tasche. »Kein Problem, ruf mich einfach an, hier steht alles drauf. Du meldest dich, versprochen?« Ich nicke und sage: »Klar.« Weil Peter sich in genau die Richtung wendet, in die auch ich eigentlich gehen muss, um zu Dr. Wedekind zu kommen, drehe ich mich um und nehme den Ausgang auf der anderen Seite des Bahnhofes. Das ist ein Riesenumweg und ich werde deswegen zu spät zu meinem Arzt kommen. Aber Peter soll auf keinen Fall mitbekommen, wo ich hingehe. Im Gehen studiere ich die Visitenkarte aus teurem dickem Karton: Peter ist Unternehmensberater. Ein erfolgreicher Typ. Einer, der vielleicht nicht mehr das ganze, aber doch noch jede Menge Leben vor sich hat. Ich stopfe das Kärtchen ganz tief in meine Tasche. Ich weiß jetzt schon, dass ich ihn nicht anrufen werde.

Die Idee umzuziehen reift mit jedem Tag. Almut und ich wollen gar nicht weit weg. Nur irgendwohin, wo uns keiner kennt. In einen Ort, von dem aus wir unseren »Aids-Arzt« in Bremen weiterhin problemlos erreichen – aber wo uns nicht ständig jemand von den Nachbarn begegnen kann, wenn wir bei Dr. Wedekind gerade zur Tür herausspazieren. Oder eben ein alter Freund wie Peter. Bremen ist zwar eine Großstadt, aber alles andere als anonym. Die Innenstadt ist winzig und die Atmosphäre kleinstädtisch.

Wir ziehen uns immer mehr zurück. Fast immer sind wir kaputt und müde und haben einfach keine Energie, um in unserer raren Freizeit etwas anderes zu tun, als zu schlafen. Der Alltag schafft uns. Es ist uns schon zu viel, essen zu gehen oder einfach nur mal in einer Kneipe beim Bier herumzusitzen. Ganz zu schweigen davon, ins Kino zu gehen oder mit Freunden zu feiern. All das bekommen wir seit unserer Infektion nicht mehr hin. Dabei sind Almut und ich früher gern und oft ausgegangen. Noch schlimmer als die Erschöpfung ist die irrationale, aber lähmende Angst, dass man uns die Krankheit ansehen könnte – wie soll man da etwas genießen? Selbst Smalltalk überfordert uns. Über Alltäglichkeiten zu sprechen, die für uns längst keine Alltäglichkeiten mehr sind. Also isolieren wir uns. Finden Ausreden, wenn wir zu Festen eingeladen werden, und benutzen die Kinder als Vorwand. Bestimmt kommt das den Leuten in unserem großen Bekanntenkreis merkwürdig vor. Ich stelle mir vor, wie unsere Freunde untereinander tuscheln: »Dieter und Almut sind irgendwie komisch in letzter Zeit, findest du nicht auch?« Und irgendwann würden unweigerlich die Spekulationen anfangen. Und was sollen wir sagen, wenn jemand uns fragt, was eigentlich los ist?

Dazu kommen immer wieder andere brenzlige Situationen. Natürlich wissen unsere Ärzte über unsere Infektion Bescheid. Nicht nur die, die uns wegen HIV behandeln, sondern auch alle anderen, von Almuts Gynäkologen bis hin zu unserem Zahnarzt. Beim Zahnarzt passierte es, dass die Arzthelferin nach meiner

ICH MUSS EUCH ETWAS SAGEN

Ankunft in der Praxis die Mappe mit meiner Krankenakte auf den Empfangstresen gelegt hatte. Das ist nicht weiter ungewöhnlich. Ungewöhnlich war: Auf meiner Mappe hatte der Arzt oder die Helferin mit rotem Filzstift ein riesiges und weithin leuchtendes HIV+ vermerkt. Ich habe die Dame diskret darauf hingewiesen, dass so etwas gegen jede Datenschutzregelung verstoße.

Ihre Antwort war, dass der Vermerk nun mal notwendig sei: falls uns in der Praxis etwas passiert oder an uns eine Untersuchung vorgenommen wird, die mit einer Blutung einhergehe. In mir stieg ob dieser Verantwortungslosigkeit der blanke Zorn hoch: Als würde ich so etwas grundsätzlich nicht einsehen! Ärzte und Sprechstundenhilfen können meine Mappe von mir aus mit HIV-Vermerken vorn und hinten vollkritzeln, wenn es ihnen Spaß macht – aber sie sollen sie bitte nicht zur allgemeinen Besichtigung auf den Tresen legen. Und zwar genau so, dass jeder Hinz und Kunz die Möglichkeit hat, einen Blick darauf zu werfen, um dann abends am Gartenzaun dem Nachbarn zu erzählen: »Wusstest du schon, der Niemeyer hat Aids!« In Bremen, davon bin ich überzeugt, würde es irgendwann herauskommen, dass wir HIV-infiziert sind.

Ein weiterer guter Grund umzuziehen ist unsere finanzielle Lage: Es ist schön in der Hansestadt, aber teuer, und wir haben nur Almuts Einkommen, das die gesamte Familie ernähren muss. Schon ein paar Kilometer weiter außerhalb sind die Preise erschwinglicher. Noch sind die Kinder so klein, dass sie sich ein Zimmer teilen können, aber bald wird jeder der beiden Gangster sein eigenes Reich haben wollen.

Seit einiger Zeit studiere ich darum den Wohnungsteil der Zeitung. Eines Samstags lese ich, dass nach dem Abzug der Amerikaner im nahen Osterholz-Scharmbeck etliche Mehrfamilienhäuser frei geworden sind und zur Vermietung stehen. Almut und ich packen die Kinder ins Auto und fahren sofort hin. Uns gefällt, was wir sehen: Die zur Vermietung stehenden Reihenhäuser sind zwar keine architektonischen Meisterwerke, aber auch nicht hässlich und die Wohnungen sind gut geschnitten.

Die Miete wäre deutlich niedriger als unsere in Bremen, dafür hätten wir zwei Zimmer mehr – perfekt. Zwar haben die Häuser nicht den eigenen Garten, den wir uns wünschen, aber das ist zu verschmerzen, denn nach nur ein paar hundert Metern ist man mitten in der Natur: Die Landschaft hier heißt Teufelsmoor, es gibt viele Wiesen, Bäche, Seen und alte Bäume. Zur Wohnanlage gehört noch ein schöner und gepflegter Spielplatz. Dennoch ist das Stadtzentrum nah, ebenso der Kindergarten und eine Grundschule.

Die gesamte Infrastruktur, die mit unserer HIV-Infektion zusammenhängt – Ämter, Apotheken und Ärzte – bliebe dagegen weiterhin in Bremen, sodass wir unser neues Leben in der Kleinstadt vollkommen unbehelligt beginnen könnten. Mehr Argumente brauchen wir nicht, wir schlagen zu.

Ab 1993 wohnen wir nun also in der Provinz, wo uns niemand kennt. Hier fällt niemandem auf, dass wir uns anders verhalten als früher. Neu geknüpfte Kontakte zu Nachbarn oder Eltern anderer Kinder bleiben oberflächlich. Diese Menschen kennen uns nicht anders. Für sie sind wir eine etwas introvertierte Familie, die nach dem Motto *Our home is our castle* lebt. Vater, Mutter, zwei Kinder. Eine ganz normale Familie. Unauffällig. Und so leben wir auch: möglichst unauffällig.

Nach unserem Einzug in das neue Heim möchten wir eigentlich erst einmal nur zur Ruhe kommen. Einen neuen Rhythmus im Alltag finden. Doch selbst dieser bescheidene Wunsch muss auf einer Liste für später notiert werden. Julia hat nun schon seit einigen Wochen immer wieder mit einem lästigen Schnupfen zu kämpfen und wacht sogar nachts davon auf. Die Sorge um sie quält uns. Wir machen einen Termin beim Kinderarzt. Das Ergebnis der Untersuchung: Nasenpolypen! Im ersten Moment atmen wir auf, doch dann ist von einem OP-Termin die Rede.

Jetzt ist also der Zeitpunkt gekommen, Julia auf HIV zu testen. Meine Gefühle fahren Achterbahn. Zum einen möchte ich nur zu gern die Gewissheit haben, dass meine Tochter gesund ist, zum anderen gäbe es nichts Schlimmeres, als zu erfahren, dass wir eins unserer Kinder angesteckt haben und ... Mir schnürt sich die Kehle zu.

Wir schaffen es dennoch, die Zeit bis zur Operation für Julia so unbeschwert wie möglich zu gestalten, ich gehe viel mit ihr und Christoph an die frische Luft und sorge für ausreichend Vitamine, damit sie für den Krankenhausaufenthalt gestärkt ist. Dann ist es so weit. Die OP verläuft ohne Komplikationen, Julias Blut wird eingeschickt. *Bitte, bitte, lass unser Mädchen gesund sein,* flehe ich stumm, als wir Tage später auf das Ergebnis des Bluttests warten. Die Erleichterung, die sich in uns breitmacht, treibt Almut und mir Tränenfluten in die Augen. Julia ist HIV-negativ. Kein HIV! Kein Aids! Julia darf leben! Leben!

Jetzt hoffen wir, dass wir auch Christophs Blut bald untersuchen lassen können. Wir wollen uns nicht vorstellen, dass der Test bei ihm anders verläuft. Unsere Hoffnung ist diesmal stärker! Und tatsächlich soll Christoph ein knappes Jahr später ebenfalls Polypen entfernt bekommen – auch sein Blut weist keine Antikörper gegen das HI-Virus auf. Unser Wille, für die Kinder zu leben, sie so lange wie möglich zu begleiten, ist gestärkt wie lange nicht mehr.

Da wir nun wissen, dass beide Kinder nicht infiziert sind, können wir endlich einen Antrag auf Anerkennung unserer Erkrankung als Berufskrankheit bei Almuts Berufsgenossenschaft stellen. Von diesem Antrag, den wir im September 1994 abschicken, versprechen wir uns nichts weniger als die finanzielle Absicherung unseres Lebens. Denn es ist absehbar, dass Almut uns früher oder später nicht mehr ernähren kann.

Am 24. Mai 1995 flattert ein schicksalhafter Brief von Almuts Berufsgenossenschaft in unseren Briefkasten:

Die HIV-Infektion von Frau N. ist eine Berufskrankheit nach
Nr. 3101 der Anlage 1 zur Berufskrankheitsverordnung. (…)
Die HIV-Infektion des Ehemannes ist mit hinreichender Wahr-
scheinlichkeit als mittelbare Unfallfolge zu werten. (…) Zusam-
menfassend spricht also fast alles für eine zuerst durch Frau N.
erworbene HIV-Infektion und es gibt keinerlei Hinweise, die
für eine solche Erstinfektion des Ehemannes sprechen. Vielmehr
ist hinreichend wahrscheinlich, dass Herr N. der mittelbar
Geschädigte ist. (…) Als Folge der BK HIV-Infektion besteht
ein relativer zellulärer Immundefekt im Stadium B 2 CDC 1993.
Zeitpunkt des Versicherungsfalles und gleichzeitig Rentenbe-
ginn ist der 13.12.1990. Die Unfallrente kann als Dauerrente
gewährt werden.

Almuts Krankheit ist als Berufskrankheit – kurz BK – anerkannt
worden. Das Schreiben basiert auf einem Gutachten eines Experten vom Gesundheitsamt in Hamburg, der auch noch einmal auflistet, wie es zu Almuts Infektion gekommen ist: ihre
Hand-Operation, die schlechte Heilung, der unglückselige Zwi-
schenfall im Dialysezentrum, das Blut von Frau Ritter im Handschuh … Das alles nach inzwischen fünf Jahren so verklausuliert
noch einmal zu lesen, beschwört die Ereignisse wieder herauf –
allerdings wie durch eine Glasscheibe gefiltert, das Unglück hat
an Schärfe verloren, wir haben uns daran gewöhnt.

Zur Erleichterung über die Gesundheit unserer Kinder
kommt mit dem Bescheid der Berufsgenossenschaft nun also
auch die finanzielle Entlastung.

Mein erster Gedanke ist: *Großartig!* Die Zahlungen werden
uns Luft verschaffen, denn eine vierköpfige Familie mit nur einem nicht allzu fürstlichen Einkommen balanciert immer am
Rande des finanziellen Abgrundes. Und dieser Brief bedeutet
auch, dass die Berufsgenossenschaft die Mehrkosten einer best-
möglichen medizinischen Betreuung übernimmt – jedenfalls für
Almut. Nur sie kommt von nun an in den Genuss der von der

Genossenschaft bezahlten Behandlung, die der eines Privatpatienten vergleichbar ist.

Und so verstärkt sich trotz der anfänglichen Euphorie über den Bescheid bei mir ein bitteres Gefühl, das ich schon seit Längerem mit mir herumtrage und für das ich kein Ventil finde: das Gefühl, minderwertig zu sein. Da ich, wie es im Brief so schön heißt, »nur« mittelbar, also über Almut, infiziert worden bin, erhalte ich keine Leistungen von Almuts Berufsgenossenschaft. Weder in Form einer Rente noch in Form einer gleich guten medizinischen Betreuung. Und das, obwohl mich doch der Virus genauso bedroht und beeinträchtigt wie meine Frau. Und obwohl ich ohne ihren Betriebsunfall niemals infiziert worden wäre.

Überrascht bin ich von dieser Handhabung nicht: Ich hatte im *Spiegel* vor einiger Zeit von Bauarbeitern und Handwerkern gelesen, die bis Mitte der 1980er-Jahre bei ihrer Arbeit mit asbesthaltigen Fasern in Berührung gekommen waren und als Folge zu Tausenden eine Asbestose – umgangssprachlich eine Staublunge – entwickelten, die fast immer zu Lungenkrebs führt. Diese Leute erhielten nach ausführlichen Gutachten von den Berufsgenossenschaften eine Rente. Wer dabei leer ausging, waren die Ehefrauen, die sich zu Hause um die Wäsche der Arbeiter gekümmert und deren mit Asbest belastete Arbeitskleidung ausgeschüttelt hatten – und daraufhin ebenfalls eine Asbestose bekamen. Auch diese Frauen wären ohne die Arbeit ihrer Männer niemals erkrankt.

So, wie sich die Ehefrauen der Bauarbeiter vermutlich fühlen, fühle auch ich mich jetzt: Almut bekommt Anerkennung, ich nicht. Auch an einer anderen Sache ändert sich trotz unserer nun insgesamt besseren finanziellen Lage nichts: daran, dass ich als Hausmann komplett von meiner Frau abhängig bin.

Abgesehen von Gesundheit hat Almut nun alles: ein gutes Einkommen und zwei gesunde Kinder. Zwei Wonneproppen, die obendrein kostenlos versorgt werden. Dazu hat Almut eine Arbeit, die sie liebt. Ich habe: die tägliche Verantwortung für die Kinder und die Krankheit. Ich selbst bin ein Kollateralschaden, für den sich niemand verantwortlich fühlt. Das Schicksal zeigt mir die lange Nase: Pech gehabt, Niemeyer! Warst blöd genug, deinen guten Job aufzugeben und dich dann auch noch secondhand bei deiner Ehefrau zu infizieren …

Ich sitze auf dem Spielplatz und bin müde. Christoph hat schlecht geträumt, mich mitten in der Nacht aus dem Schlaf gerissen und ich konnte nicht wieder einschlafen. Ich bin hier mal wieder der einzige Mann. Oft komme ich mir vor wie ein Fremdkörper, der misstrauisch beäugt wird. Julia erklimmt zum x-ten Mal die Rutsche, Christoph schaufelt selbstvergessen im Sand. Einige der Frauen lächeln mich scheu an, aber keine unterhält sich mit mir, ich bleibe außen vor. Und schüre ich das insgeheim nicht auch selbst? Kurz habe ich mal wieder Angst, dass man mir meine Infektion ansieht. Irgendwie, an der Nasenspitze vielleicht. Auch wenn ich weiß, dass das Unsinn ist. HIV ist unsichtbar, immer. Es gelingt mir, mich zur Raison zu rufen. Doch es reicht nicht, dass ich den ersten Schritt auf die Frauen zu mache. Im Gegenteil, weitere negative Gedanken halten mich gefangen. Die denken sicher: *Ach, der arme Mann hat bestimmt seine Arbeit verloren und muss sich jetzt um die Kinder kümmern.* Wenn die wüssten, wie es wirklich ist! Nach einer Weile scheinen mich die Mütter vergessen zu haben, so wie sie die Bäume ringsum vergessen haben oder die Mülleimer neben den Bänken. Und mir ist es auch nicht unrecht, nun kann ich unauffällig ihre Gespräche verfolgen. Das ungetrübte Familienglück scheint so selten wie ein Sechser im Lotto. Die meisten Mütter klingen frustriert. Erzählen von Ehemännern, die keinen Finger im Haushalt rühren und ständig auf Dienstreise sind. Von Kerlen, die nicht sehen, was ihre Frau leistet, während die Herren wichtig in ihren Bürosessel pupsen. Und stattdessen abends herumbrüllen, weil die Wohnung nicht picobello aufgeräumt ist. Die Frauen erzählen von ihrer Sehnsucht danach, einfach mal wieder vor die Tür zu kommen – weiter als zum Supermarkt oder Spielplatz. Eine berichtet, dass ihr gelegentlicher Job als Kinokassiererin genauso viel bringt, wie sie für den Babysitter bezahlen muss. »Aber sonst würde ich verrückt«, sagt sie. Alle nicken. Und ich würde am liebsten auch deutlich nicken! *Genau*, rufen. Ich kann meine Spielplatz-Nachbarinnen so gut verstehen. Aber keine der Mütter sucht meinen Blick. Dann würden sie vielleicht erkennen, dass ich einer von ihnen bin.

Wenn ich morgens mit dem Kinderwagen meine Runde drehe, sehe ich oft Büroangestellte, die im Anzug mit Schlips mit Aktenkoffer und Thermoskanne in ihr Auto steigen. Typen, die unglaublich wichtig tun und mir, wenn überhaupt, abschätzige Blicke zuwerfen. Mit Kinderwagen kann man nicht wichtig tun. Ich fühle mich klein und unbedeutend. Vielleicht wäre ich in der Position des »Ernährers« auch Leuten wie mir gegenüber ignorant. Denn wer diese Arbeit nicht kennt, diese Tretmühle im eigenen Heim, hat doch eigentlich immer eine falsche Vorstellung davon. Auch ich hatte, wie fast jeder, der sich noch nie zuvor um ein Kleinkind kümmern musste, blauäugig unterschätzt, was die Betreuung eines so hilflosen Wesens bedeutet: Knochenarbeit. Und zwar Knochenarbeit ohne Pause. Ich bin rund um die Uhr in Bereitschaft. Julia und Christoph schlafen neben mir. Wenn nachts etwas ist, die Kleinen schreien oder Fieber haben, stehe ich auf – nicht Almut. Und wenn Almut auf einer Fortbildung ist, kümmere ich mich nonstop um die Kinder.

Kinder kann man nicht abstellen oder sagen: Ich geh jetzt mal zwei Stunden raus, ich brauche Zeit für mich. Kinder nimmt man überall mit hin. Zum Einkaufen, zur Post, zum Amt. Kinder müssen beschäftigt, bekocht, angezogen, umsorgt und natürlich auch erzogen werden. Kinder fordern Aufmerksamkeit. Dabei entsteht ständig das größtmögliche Chaos, das man nebenbei auch noch beseitigen muss. Eine Sisyphos-Arbeit: Sie ist nie zu Ende. Obendrein eine, die hinter den Kulissen stattfindet und von der kein Nachbar etwas mitbekommt, wenn man draußen spazieren geht.

Meine Arbeit als Betriebswirt war stressig und ich hatte viel um die Ohren. Im Büro war ich immer einer der Ersten, um überhaupt alles schaffen zu können. Ich musste Schreibarbeit und Korrespondenz erledigen, Vertragsverhandlungen führen und den Außendienst machen. Aber abends hatte ich immer etwas, worauf ich zurückblicken und was ich vorweisen konnte: soundso viele Vertragsabschlüsse zu den und den Konditionen. Ich bekam Lob, Boni und Gehaltserhöhungen. Bei der Arbeit als Hausmann erhöhen sich nur die Stapel schmutziger Wäsche. Die neue Arbeit häuft sich, während ich noch dabei bin, die vorherige zu erledigen. Nichts ist jemals abgeschlossen, Urlaubsvertretungen gibt es nicht. Und niemand entlohnt mich, obwohl doch nie Dienstschluss ist. Stattdessen geht jeder Pfennig, den ich ausgebe, egal wofür, erst durch die Hände meiner Frau.

Natürlich ist es eine tolle Sache, sich um Kinder zu kümmern und sie wachsen zu sehen. Wenn sie kichernd miteinander spielen und mich dann plötzlich glucksend anschauen und die Arme hochwerfen, damit ich sie hochhebe, dann werde ich belohnt. Belohnt für die Tonnen gewechselter Windeln, den Abwasch, die durchwachten Nächte ... Das ist ein wunderschöner Lohn. Aber leider der einzige. Die Bestätigung immer nur aus sich selbst und der Zufriedenheit und dem Wohlbefinden der Kinder zu schöpfen ist auf Dauer schwierig.

Und ich kann mich noch so sehr ins Zeug legen. Ich könnte einen Haushalt führen, in dem selbst Handtücher und Unterhosen gebügelt werden und man vom Boden essen könnte. Es würde doch niemand wahrnehmen. Gleichzeitig steht man als Hausmann unter ständiger Beobachtung. Nachbarn, Freunde,

Passanten auf der Straße, Eltern im Kindergarten, Schwiegereltern und natürlich die liebe Verwandtschaft scheinen nur darauf zu warten, dass ich etwas falsch mache. Jeder Klecks auf dem T-Shirt der Kinder, jedes öffentliche Heulen, jeder noch so kleine »Fehler« bestätigt den allgemeinen Glauben: Mit einer treu sorgenden Mama wäre das nicht passiert. Hinzu kommt, dass man als Hausmann ja auch als der Softie schlechthin gilt – mit Sex-Appeal gleich null.

Fast jeden Tag stehe ich morgens in der Küche und sehe aus dem Fenster. Es ist immer der gleiche Ablauf. Gegen Viertel nach sieben steigt Almut ins Auto, um zur Arbeit zu fahren. Die Kinder sitzen am Küchentisch und frühstücken. Mein Magen knurrt, ich habe noch nichts gegessen. Das mache ich in Ruhe, sobald die Kinder in der Schule und im Kindergarten sind. Ich sehe, wie Almut sich im Fahrersitz zurücklehnt und streckt. So, als sei sie froh, der Höhle entkommen zu sein: endlich allein, endlich Privatsphäre. Dann beugt sie sich vor und dreht das Radio an. Ich stelle mir vor, wie der gleiche Song, der gerade hier oben in der Küche dudelt, aus den scheppernden Lautsprechern des Golfs schallt. Auch Almut hat noch nichts gegessen, aber ich weiß, dass sie mit ihren Kolleginnen gleich ein Frühstück machen wird. Sie kommt raus. Trifft andere Erwachsene, ohne ständig ein Auge auf zwei Knirpse haben zu müssen. Ich fühle, wie Neid in mir aufsteigt. Darauf bin ich nicht stolz, aber er ist nun mal da. Ich würde gern mit Almut tauschen und der Frust darüber, hier in der Falle zu sitzen, schmerzt fast körperlich. Dann drehe ich mich um, setze mich zu den Kindern an den Tisch und verbiete mir, weiter darüber nachzudenken.

»Aua, verdammt!« Ich höre es im Flur poltern. Almut stapft wutschnaubend ins Wohnzimmer und hält ein Barbie-Pferd und ein Spielzeugauto in der Hand. Sie funkelt mich an, als wolle sie mich jeden Moment umbringen. »Na großartig, ich arbeite den ganzen Tag bis zum Umfallen und dann breche ich mir alle Knochen, wenn ich nur zur Tür reinkomme. Und der Herr liegt hier gemütlich auf der faulen Haut.« Sie pfeffert die Spielsachen auf den Sessel. »Dann werde ich jetzt wohl auch noch kochen, damit meine Kinder etwas zu essen bekommen!« Schon ist sie wieder verschwunden und lärmt in der Küche mit Geschirr. Die Kinder sind für ein Nachmittagsnickerchen in ihrem Zimmer, ich hatte mich vor fünf Minuten auf die Couch gelegt, weil mir übel geworden war. Das Babyphon liegt in Hörweite auf dem Wohnzimmertisch. Davor war ich den ganzen Tag ohne Pause auf den Beinen. Doch das Almut jetzt zu erklären ist eine zum Scheitern verurteilte Mission. Also halte ich den Mund. Dabei fühle ich den Groll in mir aufsteigen. Ich will hier raus! Aber wohin, verdammt noch mal?

Seit dem Bescheid der Berufsgenossenschaft ist unser ohnehin empfindliches und belastetes häusliches Gleichgewicht noch mehr in Schieflage. Mein Kopf sagt mir, dass Almut gestresst und ihr Job nicht immer einfach ist. Aber mein Bauch rebelliert und mein Frust wird immer größer. Hatte uns die Krankheit erst zusammengeschweißt, beginnt sie jetzt, einen Keil zwischen uns zu treiben. Und auch der psychosomatische Effekt beginnt sich zu zeigen: Je mehr meine Seele angeschlagen ist, umso mehr kränkelt auch mein Körper. Ich fühle mich noch häufiger schlapp, habe Bauchschmerzen und bekomme seltsame Ekzeme. Und wenn ich schwächer werde, leidet die Hausarbeit. Dann findet Almut mehr Grund, sich zu beschweren, und ich fühle mich noch schlimmer. Ein Teufelskreis, aus dem es für mich kein Entrinnen gibt. Denn das, was bei Julias Geburt als »vorübergehend« geplant war – mein Dasein als hauptberuflicher Hausmann und Vater –, scheint nun als mein Schicksal zementiert: Während ich zu Hause bleibe, entwickele ich mich in beruflicher Hinsicht zurück.

Ich verliere Kenntnisse, neue Entwicklungen in meiner Branche bekomme ich nicht mit. Ich habe meinen Beruf zu einer Zeit gelernt, als die Computer-Lochkarte noch als geniale Erfindung angesehen wurde und man Systemanalysen per Hand schrieb. Aber plötzlich wird ja quasi alles mit dem Computer gemacht. Um das mitzubekommen, brauche ich ja bloß den Fernseher einzuschalten. Auch Almut erzählt mir, wie sich ihr Arbeitsplatz verändert. In meinem Büro stand noch eine Schreibmaschine. Dennoch wäre mein Rückstand in puncto Know-how nach ein paar Jahren mit gezielten Lehrgängen und Weiterbildungen wahrscheinlich aufzuholen gewesen. Und so war es ja auch ursprünglich geplant: dass ich irgendwann zurück in den Job gehe und Almut die Kinder übernimmt. Oder dass wir beide Teilzeit arbeiten.

Doch das Virus macht uns einen dicken Strich durch die Rechnung. Mit der Krankheit überschreite ich in beruflicher Hinsicht den berühmten *Point of no return*, den Punkt, von dem aus kein Weg zurückführt. Selbst, wenn die Berufsgenossenschaft plötzlich auf die Idee käme, auch mich zu entschädigen, und mir jemand die Kinder zumindest teilweise abnähme: die Belastung, mich noch einmal ganz neu in ein Arbeitsumfeld einzuarbeiten, die Kenntnislücken aufzuholen, mich im Haifischbecken der Konkurrenten zu behaupten und 150 Prozent zu geben, wie man es bei einem neuen Job nun mal tun muss – so, wie mich die Krankheit schwächt, würde ich das schlicht und einfach nicht schaffen. Also entferne ich mich immer weiter von einem Wiedereinstieg in meine Profession. Jeden Tag ein bisschen mehr. Ich sitze in einem Bus, der an der geplanten Haltestelle einfach nicht anhält, sondern endlos weiterfährt – und der Fahrer sitzt in einem schalldicht abgeschotteten Fahrerhäuschen und bekommt nicht mit, dass ich von außen dagegentrommele. Ich bin in meiner Situation gefangen und kann nichts dagegen tun. Mein Leben lebt mich. Und ich werde jeden Tag unglücklicher. Irgendetwas muss passieren. Wenn ich nur wüsste, was.

7. Kapitel

FLUCHT ANS ENDE DER WELT

»Dieter, sag mal, wolltest du nicht immer mal nach Neuseeland?« Ich lasse fast mein Käsebrot fallen. Es ist irgendwann in
der Vorweihnachtszeit 1995, Almut und ich sitzen in der Küche
beim Abendessen. Ohne Vorwarnung erinnert mich meine Frau
an einen Herzenswunsch, an den ich schon ewig nicht mehr
gedacht hatte. Wie kommt sie jetzt plötzlich darauf? Als wir uns
gut zehn Jahre zuvor kennenlernten, hatte ich ihr von meinem
Plan erzählt, nach Neuseeland zu reisen, bevor ich 50 wurde. Ich
hatte von diesem Land immer geträumt, seit ich zum ersten Mal
Bilder von Aotearoa, so heißt das Land in der Sprache der Maori,
in einer Zeitschrift gesehen hatte. Aotearoa bedeutet *Land der
langen weißen Wolke*, weil angeblich immer ein Wolkenband über
der Nordinsel hängt. Die Fotos haben mich fasziniert. Ein Meer
in unglaublichen Aquamarintönen, gigantische Wasserfälle und
märchenhafte Berge. Tiere, die nur dort und sonst nirgendwo
auf der Welt leben. Der Kakapo-Papagei oder der witzige Kiwi.
Und eine Weite, von der man in Deutschland wirklich nur träumen kann. Und was schon auf Bildern so unglaublich aussieht,
wie muss das erst in Wirklichkeit sein? Aber dadurch, dass ich
erst einmal meinen anderen großen Traum – eigene Kinder zu
haben und mein »Nest« zu bauen – verwirklicht hatte und danach die Krankheit in unser Leben platzte wie ein ungebetener
Gast, war mein Wunsch in Vergessenheit geraten. Die Bildbände,
die ich mir damals gekauft hatte, verstaubten im Regal, und ich
habe sie schon ewig nicht mehr angesehen.

Almut lässt nicht locker: »Wir waren doch immer sparsam und schaffen das finanziell. Besuche doch Horst, Dieter! Wer weiß, wie lange das noch geht.«

Horst! Richtig! Horst ist ein alter Freund von mir. Ich kenne ihn seit 1967, wir haben uns bei der Bundeswehr kennengelernt. Und seit damals halten wir auch den Kontakt. Sporadisch zwar nur und mehr oder weniger über ein, zwei Postkarten im Jahr, aber immerhin. Er ist Fahrer in der Fahrbereitschaft des Auswärtigen Amtes in Berlin, was ihn immer mal ein paar Jahre hierhin, mal dorthin verschlägt. Seit einiger Zeit lebt er in der neuseeländischen Hauptstadt Wellington und arbeitet dort für die Deutsche Botschaft, das hatte er mir irgendwann mitgeteilt – natürlich per Postkarte. Auf die Idee, ihn zu besuchen, war ich nie gekommen. Es gab so viel zu tun und das Geld war immer knapp.

Doch jetzt ist die Lage natürlich anders. Plötzlich bin ich furchtbar aufgeregt. Neuseeland! Wenn ich schon jetzt bald meine Koffer packte, würde ich es sogar noch vor meinem Fünfzigsten schaffen, im November war ich 49 geworden. »Und du?«, frage ich. »Soll ich denn da alleine hin? Willst du denn nicht auch nach Neuseeland?«

Almut schüttelt den Kopf. »Mir ist das zu weit weg, der lange Flug ist wirklich nichts für mich. Und Neuseeland ist dein Traum, nicht meiner. Außerdem muss sich ja auch hier jemand um die Kinder und alles andere kümmern.«

Der Gedanke, nach Neuseeland fahren zu können, ist großartig und unfassbar zugleich. Und ich bin auch beeindruckt davon, dass es Almut ist, die sich an meine Träume erinnert. Seit fast neun Jahren, seit Julias Geburt, spielt sich mein Leben nun vorwiegend zu Hause ab.

Und jetzt auf einmal Neuseeland? Ich ganz allein? Der Kontrast könnte nicht größer sein: die große Weite und das Abenteuer gegenüber der Vertrautheit und Enge unseres Zuhauses.

Aber der Zeitpunkt ist nicht nur finanziell günstig. Seit Kurzem bekomme ich Retrovir, das die Vermehrung der Viren unterdrückt und die »guten« CD4-Helferzellen steigert. Natürlich ist das Zeug pure Chemie und mir ist davon oft fürchterlich übel, aber insgesamt fühle ich mich leistungsfähiger. Aber erst mal schauen, ob es Horst überhaupt passt.

Am nächsten Tag schreibe ich meinem alten Freund einen langen Brief und berichte von Almuts Vorschlag – natürlich ohne ihm davon zu erzählen, dass der traurige Hintergrund der Idee meine unheilbare Krankheit ist. Horst muss mir postwendend zurückgeschrieben haben, denn schon nach einer guten Woche habe ich die Antwort im Briefkasten. Er schreibt: »Dieter, das sind ja astreine Neuigkeiten, du musst unbedingt kommen! Ich habe zwar keinen Urlaub, aber wenn Du magst, kannst Du meinen Van und mein Motorrad leihen und Dir alles anschauen.« Dann geht es Schlag auf Schlag: Noch am gleichen Abend rufe ich ihn an, um Näheres zu besprechen. Und am nächsten Vormittag sitze ich im Reisebüro und buche meine Flüge. Erst als ich das Ticket in der Hand halte, dämmert es mir, dass ich nicht träume. Es ist beschlossene Sache, ich fliege nach Neuseeland. Mein Gott!

»Papa, Papa, bringst du mir einen Papagei mit?« Christoph springt mir vor den Füßen herum und wedelt mit den Armen. »Ich will aber eine große Muschel. Sie muss sehr groß sein. Und wunderschön!«, bestimmt Julia. Es ist sechs Uhr in der Frühe und die Kinder sind aufgeregt, weil ihr Papa ans andere Ende der Welt fliegt. »Können wir nicht mitkommen?«, quengelt Christoph. Am liebsten würde ich sie unter den Arm klemmen. Aber ich weiß, auch ein bisschen Abstand von den Süßen wird mir gut tun.

Almut bringt mich zum Bahnhof und um zwanzig nach acht sitze ich bereits im Zug nach Frankfurt. Der Abflug ist erst um 16 Uhr, aber ich will nicht das Risiko eingehen, dass ich wegen

ICH MUSS EUCH ETWAS SAGEN

eines verpassten Anschlusses am Umsteige-Bahnhof in Hannover meinen Flug verpasse. So bin ich überpünktlich am Flugha-
fen in Frankfurt, um 13 Uhr habe ich bereits alles eingecheckt.
Ich verbringe die Zeit in der Abflughalle des Terminals, bestelle
mir ein Bier und versuche, meine Aufregung einigermaßen
im Griff zu behalten. Ich sauge alles auf. Die Atmosphäre, die
scheppernden Lautsprecherdurchsagen, die hin und her eilen-
den Menschen.

Das Flugzeug startet bei dichtem grauem Nebel. Doch darüber liegt das wundervollste Abendrot, das ich je gesehen habe.
Ich bin noch immer unglaublich aufgeregt und während die
meisten anderen Fluggäste bald einschlafen, verfolge ich am
Bildschirm in der Rückenlehne vor mir unsere Flugroute. Sie
geht halb um die Welt: Schottland, Island, Grönland, Kanada,
Hudson Bay, die Rocky Mountains, Las Vegas. Exotisch klingt
das. Aufregend. Alles Orte, an denen ich noch nie gewesen bin.
Und die ich wahrscheinlich auch nie sehen werde. Oder vielleicht doch? Immerhin, ich lebe immer noch. In Los Angeles,
nach elfeinhalb Stunden Flug, wird das Flugzeug aufgetankt
und ich kann mir in der Transithalle eine Stunde die Beine ver-
treten und die eingerosteten Knochen ein bisschen strecken. Es
ist der 3. Januar, Ortszeit halb sieben am Abend – zu Hause ist
es bereits der 4. Januar, morgens halb vier. Ich stelle mir vor,
wie Almut und die Kinder im Bett liegen und schlafen. Unwirklich ist das. Ich kann es nicht fassen. Eine Stunde später geht
es weiter. Jetzt liegen knapp 13 Stunden Flug bis Auckland vor
mir. Es ist ständig Abend am Übergang zur Nacht, weil wir mit
der untergehenden Sonne nach Westen fliegen. Wieder bin ich
zu aufgeregt, um zu schlafen, ich sehe den Vollmond und einen
atemberaubenden Sternenhimmel über dem Pazifik. Genial!
Einfach nur genial! Das Leben ist schön.

Als wir die Datumsgrenze überfliegen, verlieren wir von einem Moment auf den anderen einen ganzen Tag und was eben
noch heute war, ist gestern. Ich frage mich gerade, ob das jetzt

eine düstere Metapher für mein Leben ist, da fällt mir ein, dass ich den Tag beim Rückflug ja wieder gutgeschrieben bekomme. Vielleicht ist das ja so. Vielleicht gleicht sich alles irgendwie aus. Vielleicht ist alles eine Gleichung: Ich habe zwar eine unheilbare Krankheit, dafür aber zwei wunderbare gesunde Kinder. Und eine Frau, die mich nach Neuseeland schickt.

In Auckland muss ich komplett auschecken, durch Zoll und Passkontrolle und dann wieder einchecken für den Weiterflug nach Wellington. In einer Minimaschine mit nur zehn Passagieren! Vermutlich der Horror für jeden Menschen mit Flugangst – aber ich finde es einfach nur klasse. Ein Abenteuer. Draußen scheint die Sonne, es gibt Zeitungen, zum sechsten Mal Frühstück auf dieser Reise und die Stewardessen sind bildhübsch und unglaublich nett. So fangen meine Ferien gut an. Horst hatte angekündigt, mich in Wellington abzuholen. In der Ankunftshalle schaue ich mich suchend um, niemand reagiert auf mich. Nur ein alter Mann mit grauem Bart lächelt mich an. Jetzt kommt er auf mich zugelaufen. Ich brauche einen Moment, um zu begreifen: Der alte Mann ist Horst! Ist die Bundeswehrzeit denn schon so lange her? Doch als wir uns umarmen, ist es, als hätten wir uns erst vor Tagen verabschiedet. Eine Vertrautheit, die man fast anfassen kann. Ich merke, dass dieses Wiedersehen eine andere Qualität hat als das kurze überraschende Treffen mit Peter am Bremer Hauptbahnhof. Die Floskel »Wie war der Flug?« spart sich Horst. Stattdessen sagt er: »Schön, dass wir uns endlich wiedersehen, ich freue mich riesig!« Dann drückt er mich noch einmal.

In Wellington ist es jetzt Morgen. Und ich fühle mich wie nachts, mittags und morgens gleichzeitig. Mein Zeitgefühl ist irgendwo über dem Pazifik ins Wasser gefallen. Horsts Haus lässt meinen Atem stocken: Es steht an einem Berghang mit Blick über die Hauptstadt, das Meer und die Berge. Ich sauge die Meerluft tief in meine Lungen. Ob mein alter Freund weiß, was er für ein Glück hat?

»Dieter, komm, du hast sicher Hunger!«, ruft Horst von der Terrasse aus. Das kann ich nun nicht gerade sagen, aber mein nunmehr siebtes Frühstück ist natürlich ein ganz anderes Erlebnis als die vielen Häppchen im Flugzeug. Horst ist Single, aber hat zu meinen Ehren ein paar Freunde eingeladen. Zusammen schlemmen wir Pfannkuchen mit Sirup, Rühreier, Orangensaft und Kaffee.

Horsts gute Freundin Katrin, die auch in der Verwaltung der Botschaft arbeitet, nimmt mich mit in die Stadt. Im Safe des Kanzlers der Botschaft darf ich meine Reiseunterlagen und meinen Ausweis deponieren und bekomme dafür beglaubigte Kopien, damit mir auf der Reise nichts Wichtiges abhandenkommt. Anschließend steuern wir ein Café am Hafen an, wo es noch mehr Kaffee gibt – Koffein brauche ich auch jetzt reichlich, denn Schlaf steht noch lang nicht auf dem Programm. Dafür gibt es am Abend eine Geburtstagsfete bei Horsts Kumpel Chris und dessen Frau Nikki – sie wird 30. Ich werde vorgestellt als »*Horst's good old friend Dieder from Germany*«. Falls hier irgendjemand merkt, dass ich krank bin, kann er es unheimlich gut verbergen – ich werde aufgenommen, als würde ich schon immer dazugehören. Ich genieße die lustige Gesellschaft, aber so nach und nach geben meine Knie nach und es flimmert vor meinen Augen: Ich bin seit über 40 Stunden auf den Beinen. Dass ich wie ein Stein schlafe, hat aber sicher nicht nur mit der langen Reise zu tun, sondern auch damit, dass mein Gehirn das alles erst einmal verarbeiten und sortieren muss. An einem einzigen Tag – zugegebenermaßen einem mit Überlänge – erlebe ich geballt jede Menge der Dinge, von denen ich vergessen hatte, dass es sie überhaupt gibt. Hatte ich vor lauter Existieren vergessen, wie Leben geht?

Am nächsten Tag ist Samstag, Wochenende. Horst hat frei und für Programm gesorgt. Nachdem ich ausgeschlafen habe, gehen wir in der Stadt am Hafen spazieren, ohne jeden Zeitdruck und ohne Verpflichtung. Wir sitzen in Cafés in der Sonne, essen Eis. In kurzer Hose und im T-Shirt! Horst fährt mit mir auf den Mount Victoria, auch dort hat man eine sagenhafte Aussicht über das Meer und die Stadt, fast so gut wie bei Horst zu Hause. Und dann sagt er: »Jetzt bist du dran.« Ich sage: »Womit?« Und Horst grinst: »Mit Autofahren. Ab jetzt fährst du!« Linksverkehr, du lieber Gott! Ich kralle mich schwitzend ans Lenkrad und sterbe tausend Tode bei diesem ersten Training für meine Rundreise. Erst fühlt es sich an, als wäre ich in einem Land der Geisterfahrer gelandet, und ich wünsche mir, Horsts Wagen wäre eines von diesen Fahrschulautos mit Bremspedalen auch auf der Beifahrerseite – damit Horst eingreifen kann, wenn ich Mist baue. Doch nach kurzer Zeit funktioniert es immer besser und ich bin richtig stolz auf mich.

Das Wochenende fliegt nur so dahin: Tagsüber fahren wir am Pazifik entlang zu wunderbaren Buchten, abends gehen wir aus, essen fantastischen Fisch, sagenhaftes Fleisch und herrliches Gemüse – mit Blick aufs Meer. Neuseeland hat nicht nur den Pazifik, sondern auch viel Platz und fruchtbare Böden, darum ist die Qualität der Nahrungsmittel so gut, dass sie schon ohne jegliches Gewürz auf der Zunge zergehen. Hier ist quasi alles Bio, ohne dass das extra dazugesagt werden muss. Am Sonntagabend mache ich aus sagenhaftem Neuseeländer Hackfleisch auch meine berühmten Frikadellen für Horst und seine Freunde aus der Botschaft. Die Dinger gehen weg wie warme Semmeln und ich ernte jede Menge Lob für meine Kochkünste. Ich nehme an, damit habe ich das Herz der Gäste auf Lebenszeit erobert. Ich fühle mich so unbeschwert und leicht wie zuletzt in der Zeit, als ich Almut kennengelernt habe. Warum kann es nicht immer so sein?

Doch wenn Horst und ich einander erzählen, was passiert ist in all den Jahren, spüre ich mein Geheimnis fast körperlich. Wie eine unsichtbare Wand steht es zwischen uns. Ich kann doch nicht dauernd so tun, als sei alles in Ordnung. Als sich die Gäste Sonntagabend verabschiedet haben und wir allein auf seiner Terrasse sitzen, ist mir auf einmal klar: Ich muss Horst einweihen! Wenn nicht ihm, meinem alten treuen Freund, dem ich 100 Prozent vertraue, wem dann? »Ich hab dir nicht alles erzählt«, höre ich mich sagen. Und weiter: »Almut und ich sind HIV-positiv. Sie hat sich bei einem Notfall auf der Arbeit angesteckt ...« Ich fühle mich in diesem Moment, als würde ich mich ausliefern, mit heruntergelassenen Hosen dastehen. Aber mit jedem Wort weicht die Anspannung aus meinem Körper. Horst ist ganz still, er sieht mich nur an. Als ich fertig bin mit meiner Geschichte ist es schon ganz dunkel geworden, nur am Horizont gibt es noch einen rosa Schimmer über dem Pazifik. Ich sehe etwas im Augenwinkel meines Freundes glitzern. Er sagt immer noch nichts, sondern steht auf und umarmt mich. So fest, dass ich fast keine Luft bekomme. Ich spüre: Er hat keine Angst *vor* mir, sondern Angst *um* mich. Und ich bekomme zum ersten Mal eine Ahnung davon, dass es vielleicht doch möglich ist, über unser Schicksal zu sprechen.

Und dann brechen seine Fragen über mich herein: »Wie fühlt sich das an?«, »Was musst du nehmen?«, »Wie hast du gemerkt, dass du infiziert bist?«, »Hast du Schmerzen?« Die Fragen, die er mir zu den Medikamenten stellt, kann ich beantworten. Alles andere fällt mir schwer und irgendwann sitze ich nur noch da und weine.

Am 9. Januar reise ich schließlich weiter. Es ist schönster Sommer hier auf der Südhalbkugel. Zu Hause herrschen Minusgrade. Mit Horsts Van fahre ich immer am Meer entlang und vorbei an Orten mit exotischen Maori-Namen. Die Passstrecke zwischen Waitara bis Te Kuiti ist wundervoll und kurvenreich. Ich genieße gerade in vollen Zügen die atemberaubende Aussicht, als direkt vor mir ein japanischer Sportwagen mit Wohnanhänger vom Weg abkommt und sich überschlägt. Ich kann gerade noch verhindern, selbst in den Unfall verwickelt zu werden. Ich stelle mich mit Horsts Van quer und sichere so die Unfallstelle. Dann renne ich zu dem Unfallwagen. Das Auto ist nicht mehr zu erkennen, eine Seite ist völlig eingedrückt, eindeutig Totalschaden. Aber im Inneren bewegt sich etwas. Ich helfe, die Tür aufzustemmen und die Insassen zu befreien: ein junges Paar aus Westport von der Südinsel. Die beiden haben wie durch ein Wunder nur leichte Verletzungen: Prellungen, Schnittwunden und er hat wahrscheinlich einen gebrochenen Arm. Gott sei Dank nichts Schlimmeres! Aber natürlich stehen die jungen Leute unter Schock.

Ihren stockenden Erklärungen entnehme ich, dass sie gerade geheiratet haben und ihre Flitterwochen am berühmten Ninety Mile Beach auf der Nordinsel verbringen wollten. Ein Passant hat von seinem Autotelefon die Polizei und den Krankenwagen verständigt. Nachdem die Verunglückten versorgt sind, renne ich zurück zur nächsten Kurve, um nachkommende Fahrzeuge zu warnen und die Rettungskräfte auf mich aufmerksam zu machen. Dann trifft der Krankenwagen ein und ich dirigiere ihn zur Unfallstelle. Damit wäre mein Job hier erledigt.

Kurz nachdem ich endlich weiterfahren kann, wird meine Reise schon wieder unterbrochen. Diesmal kommt das Hindernis von oben: sintflutartige Regenfälle aus dem Nichts! Das *Land der langen weißen Wolke* will wohl ins *Land der dichten grauen Wolke* umbenannt werden. So was habe ich noch nicht erlebt, ich sehe absolut nichts. Aber einfach anhalten und abwarten geht nicht, es gibt keinen Seitenstreifen und die Landschaft ist völlig unsichtbar. Ich kann nicht sagen, ob neben mir eine Felswand oder ein Abgrund liegen. Ich fahre Schritttempo, als im Dunkeln vor mir ein paar funzelige Lichter auftauchen. Als ich näher komme, erkenne ich, dass es sich wohl um eine Tankstelle handelt. Ich peile das Licht an. Mein Herz klopft, ich will bloß von der Straße runter, hier sind riesige Trucks unterwegs und ich möchte lieber nicht darüber nachsinnen, dass die Truckfahrer vermutlich genauso wenig sehen wie ich. Das hier, denke ich, ist gefährlich!

Mir schießt durch den Kopf, wie wohl ein Helfer reagieren würde, wenn ich wie das Paar von vorhin verletzt am Straßenrand läge und er oder sie die Notiz in meinem Portemonnaie fände, dass ich HIV-positiv bin. Würde man mich liegen lassen? Doch bevor ich den Gedanken weiter verfolgen kann, rolle ich sicher auf das Gelände der Tankstelle und renne in das niedrige Gebäude. Obwohl es nur ein paar Meter sind, werde ich so nass, als hätte mir jemand einen Eimer Wasser über den Kopf geschüttet. Die Tankstelle wird von einem Ehepaar betrieben und als der Regen ein wenig nachlässt, fährt der Mann mit seinem Wagen vor mir her und führt mich so zum einzigen Hotel in Otorohanga. Luxus ist was anderes, aber ich würde auch in einer Höhle übernachten, so müde bin ich. Und froh, die Sintflut überlebt zu haben.

In den nächsten Tagen und Wochen erlebe ich so viele Abenteuer, dass es schon fast für mehrere Leben reicht. Ich stehe am Rand brodelnder Geysire. Ich bade unter einem Wasserfall. Ich besteige Vulkane, schaue in den Krater und bekomme eine Idee davon, wie es auf der Erde war, bevor Menschen sie bevölkerten. Beim Abendessen in Opotiki frage ich in einem Restaurant, woher sie die guten Fische bekommen. Statt zu antworten, verschwindet der Kellner und kommt mit dem Inhaber des Restaurants zurück. Der ist sichtlich stolz und sagt: »Wenn du willst, zeig ich es dir.« Am nächsten Morgen darf ich mit ihm zum Fischen rausfahren. Gemeinsam angeln wir über dem Riff hinter der Vulkaninsel White Island nach Kingfish. Durch diesen Ausflug verstehe ich Hemingways *Der alte Mann und das Meer* besser. Der Todeskampf des Fisches mit dem Haken ist grausam. Ich frage mich, ob ich je wieder Fisch essen kann, und ein paar Tage bin ich dazu wirklich nicht in der Lage. Dann ergebe ich mich allerdings meinen niederen kulinarischen Gelüsten, die Fisch-Steaks und die anderen Meeresfrüchte, die in den hiesigen Restaurants auf den Tisch kommen, sind einfach zu sensationell …

Auch wenn ich allein reise, heißt das nicht, dass ich isoliert bin. Auf Camping- und auf Rastplätzen lerne ich jeden Tag neue, wunderbare Menschen kennen. Sie kommen aus allen Ländern der Erde und erzählen gern. Obwohl wir uns noch nie zuvor gesehen haben, sitze ich mit diesen Menschen abends vor den Campingwagen, wir grillen gemeinsam und fühlen uns wie eine verschworene Gemeinschaft. Besonders gut verstehe ich mich mit einem Ehepaar aus Heidelberg. Leute, die um die halbe Welt reisen, sind vielleicht offener als die, die es immer nur bis nach Greetsiel an der Nordsee schaffen.

Meine Krankheit lässt mich weitgehend in Ruhe, nur manchmal habe ich Fieber oder mir ist übel. Aber ansonsten ist es fast, als würde der Virus denken: Leb du ruhig, Dieter, solange du lebst, lebe ich auch. Ich spüre: Dieses Land, diese Reise ist ein wichtiger Meilenstein für mich. Wegen des Gespräches mit Horst. Und weil ich erlebe, dass es auch noch etwas anderes gibt als nur Pflichten und Arbeit. Weil ich merke, dass es wichtig ist, glücklich zu sein und nicht nur zu funktionieren. Aber so unglaublich und überwältigend alles ist, was ich hier erleben darf, so sehr leide ich darunter, dass die für mich wichtigsten Menschen nicht sehen können, was ich sehe. Dass Almut und die Kinder nicht erleben können, wie sich dieses Land anfühlt und was es mit der Seele macht. Ich vermisse meine Familie jeden Tag. Und trotz der Leute, die ich kennenlerne, fühle ich mich einsam. Und darum schreibe ich. Karten. Briefe. Alle paar Tage einen. Die hellblauen Luftpostbriefe sind Schreibpapier und Umschlag in einem, davon besorge ich mir einen ganzen Stapel und schicke sie ab von Orten mit exotischen Maori-Namen. Dort bringe ich sie zu den kleinen Postämtern, wo die Beamten viele bunte Briefmarken daraufkleben, und dann stelle ich mir vor, wie meine Post um die halbe Welt reist. Um schließlich in der kalten und grauen norddeutschen Provinz durch den Briefschlitz zu fallen.

Neuseeland, 13. Januar 1996

Hallo Maus!

Ich mache mir große Sorgen um Euch. Trotz der Erlebnisse, die ich hier habe. Ich komme gerade von der Nordinsel-Tour zurück und bin frisch geduscht, jedoch sehr müde. Bis heute bin ich 2086 Kilometer gefahren. Was ich gesehen und erlebt habe, übertrifft jede Erwartung und Vorstellung. Neuseeland ist das Land!!

Ich bedaure so sehr, dass Du nicht hier sein kannst. Ich bin oft sehr einsam! Allein mit den Gedanken, was ich erleben darf. Mit Dir würde ich mich gern austauschen und alles gemeinsam erleben. Ich liebe Dich!

Viele Unternehmungen musste ich ausfallen lassen. Der eine Grund ist das Wechselwetter – ich fahre 200 Kilometer und am Zielort regnet es. Also Planänderung und woanders geschaut. Übernachtet habe ich bislang in Hotels, Wohnwagen, im Auto und in Cabins. Am schönsten war die Übernachtung im Royal King Hotel in Otorohanga. Die billigste bisher und eine Bruchbude – aber ein Steak gab's da … So etwas habe ich noch nie gegessen. Ohne jegliches Gewürz, einfach nur göttlich. Am Mittwoch geht's los auf der Südinsel. Bis dahin unternehme ich Kurztrips mit Freunden und Freundinnen von Horst.

Viele Grüße und Küsse,
Euer Dieterpapa

PS: Trotz der Entfernung bin ich ganz nah bei Euch und drücke
Euch ganz fest! Am Mittwoch und Donnerstag war ich King-
fish-Angeln. Super. Und mein Fieber ist zurückgegangen. Ohne
Ciprobay!

Als ich am 5. Februar 1996 in Wellington wieder das Flugzeug
besteige, um meine Heimreise ins frostige Deutschland anzutre-
ten, bin ich ein anderer Mensch. Kein besserer, aber ein anderer.
Auf dem langen Flug habe ich Zeit nachzudenken. Bisher habe
ich nur unsere Sommerurlaube mit den Kindern für wichtig
gehalten, weil sie Julia und Christoph das Gefühl geben, eine
ganz normale Familie zu sein. Eine Familie, wie sie auch ihre
Klassenkameraden und Freunde haben. Das ändert nichts daran, dass die Ferien zu viert für Almut und mich immer Stress
hoch drei sind. Die Arbeit im Haushalt und die Versorgung der
Kinder bleiben gleich, wir müssen im gemieteten Ferienhaus
kochen, putzen und waschen wie zu Hause.

Auf einmal erkenne ich: Wenn Almut und ich das alles, so
lang es geht, durchstehen wollen, dürfen wir unsere Sehnsüchte
und Träume nicht immer hintanstellen und uns nicht ständig
bis zum Anschlag erschöpfen. Wir müssen unsere Batterien zwischendurch auch ohne die Kinder aufladen. Nicht aus Egoismus,
ganz im Gegenteil. Tapetenwechsel, eine andere Kultur, andere
Menschen und ein anderes Klima bringen die Seele besser ins
Gleichgewicht als jede Psychotherapie. Und ich bin sicher, eine
ausgeglichene Seele verweist die Krankheit in ihre Grenzen.
Und das ist gut für alle Beteiligten.

Nachträglich ärgere ich mich über mich selbst. Darüber, wie
zurückgesetzt ich mich gefühlt habe, als Almut im vergangenen
Winter allein mit Julia nach Gran Canaria geflogen ist. Während
die beiden Mädels sich dort in der Sonne räkelten, lief ich zu
Hause mit Christoph über den Weihnachtsmarkt und tat mir
leid. Es war kalt, nass und widerlich, ungefähr so, wie es jetzt

während meiner Neuseeland-Abenteuer für Almut gewesen sein muss. Ich nehme mir vor, in Zukunft toleranter zu sein.

Während ich solchen Gedanken nachhänge, kommt die Stewardess und fragt, ob ich noch etwas trinken möchte. Ich bestelle einen Kaffee. Als sie den Getränkewagen weiterschiebt, wird der Blick auf die mittleren Reihen frei gegeben. Ich sehe, wie das junge Pärchen auf der anderen Seite des Ganges sich gegenseitig mit Erdnuss-Snacks füttert. Eine Art von Reisen, denke ich, wäre vielleicht noch viel wichtiger als alles andere: Urlaub zu zweit, nur Almut und ich. Aber wie soll das gehen?

8. Kapitel

KAUF DIR KEINE LANGSPIELPLATTE

Wangerooge, August 1996

Ich laufe mit den Füßen durch die Brandung, die Sonne strahlt vom fast wolkenlosen Himmel, die Kinder bauen eine Sandburg – und ich ärgere mich. Warum muss das ausgerechnet in den Ferien passieren? Seit Tagen plagen mich fürchterliche Schmerzen im Mund, gerade eben beim Frühstück wieder. Ich habe keine Erklärung dafür, wahrscheinlich ist es mal wieder irgendeine blöde Entzündung. Seit ich HIV-positiv bin, bekomme ich ständig Entzündungen oder Pilze an den unterschiedlichsten Stellen. Ich schlucke zusätzlich zu meinen HIV-Tabletten, die das Virus an der Vermehrung hindern, Schmerzmittel, um trotzdem den Urlaub genießen zu können. Aber so ganz können sie die Schmerzen nicht beseitigen. Und so bin ich sogar fast froh, als der Urlaub vorbei ist und ich endlich zum Arzt gehen kann. Mein erstes Ziel ist mein HNO-Arzt Dr. Kullmann – doch der schickt mich wieder weg: »Das ist garantiert einer der Zähne, ich tippe auf eine Wurzelentzündung. Ich kann Ihnen da nicht helfen, Sie müssen zum Zahnarzt!«

Mein Zahnarzt zieht den Zahn, von dem die Beschwerden auszugehen scheinen, und ich fahre guter Dinge nach Hause und bin froh, die Angelegenheit so einfach geregelt zu haben, denn ich habe gerade noch mehr zu tun als sonst: Wir sind unmittelbar vor dem Urlaub ein weiteres Mal umgezogen, diesmal innerhalb Osterholz-Scharmbecks. Durch einen glücklichen Zufall hatten wir im Sommer ein paar Straßen weiter endlich ein Haus mit Garten gefunden, dessen Miete nicht unser Budget sprengen würde. Ein Garten war unser Wunschtraum, seit die Kinder auf der Welt waren. Aber dort in der Luisenstraße ist noch lang nicht alles fertig. Ich muss noch tapezieren, den Teppichboden in den Kinderzimmern und die Fliesen im Wohnzimmer verlegen …

Doch ich habe mich zu früh gefreut, die Schmerzen hören nicht auf. Auch nach Tagen nicht, als die Wunde im Mund bereits zuheilt. Im Gegenteil: Die Schmerzen werden täglich stärker. Nach einer Woche halte ich es nicht mehr aus, ich habe das ungute Gefühl, dass das doch nicht der Zahn gewesen sein kann.

Ich stehe also doch wieder bei Dr. Kullmann auf der Matte. Als ich ihm berichte, dass trotz der Entfernung des Zahns die Schmerzen nicht weggehen wollen, nimmt er ein Papiertuch und zieht mir damit die Zunge aus dem Mund. Mir bleibt der Atem weg. Das fühlt sich an, als würde man mir mit einem Messer genüsslich in der Mundhöhle herumbohren. Ich schreie wie am Spieß. Während der Arzt mir in den Mund schaut und die Stelle inspiziert, an der bis vor Kurzem noch mein Zahn gewesen ist, höre ich ihn flüstern: »Ach du Scheiße.« Das kann nichts Gutes bedeuten. Er zerknüllt das Papiertuch und wirft es in den Mülleimer.

Dann schaut er mich ernst an und sagt: »Herr Niemeyer, das sieht nicht gut aus. Wir müssen eine Punktion machen und eine Gewebeprobe nehmen.« Ich schlucke und er fährt fort: »Ich will Sie nicht schocken, aber es kann sein, dass Sie ein Karzinom an der Zunge und vielleicht auch am Mundboden haben. Es sieht leider danach aus.«

Ich bin wie vor den Kopf gestoßen. »Ein Karzinom?«, frage ich. »Ist das nicht Krebs?« Dr. Kullmann nickt. Mein Herz fängt an zu rasen. In welchen Albtraum war ich jetzt wieder geraten? Während ich versuche, die Fassung zu wahren, gibt der Arzt seiner Helferin die Anweisung, das »Xylocain« fertig zu machen. Der Name klingt nach einer Droge, doch es handelt sich lediglich um ein lokales Betäubungsmittel. Dr. Kullmann sticht die Punktionsnadel in meine Zunge und nimmt eine Probe des verdächtigen Gewebes. Er merkt wohl, in welchen Aufruhr mich seine Vermutung versetzt hat, und versucht, mich zu beruhigen: »Das schicken wir jetzt erst mal ein, wir wollen ja nicht umsonst die Pferde scheu machen.«

Aus dem gleichen Grund sage ich Almut auch erst mal noch nichts, als ich zurück in unser neues Zuhause komme. Stattdessen lege ich Fliesen. Wenigstens taugt die körperliche Arbeit an diesem Nachmittag und Abend, um mich von den düsteren Gedanken abzulenken und mich so müde werden zu lassen, dass ich am Abend sofort einschlafe.

Der Befund ist niederschmetternd: Die Gewebeveränderung ist bösartig. Und möglicherweise kommt es sogar noch schlimmer: Dr. Kullmann schreibt mir eine Überweisung zum Radiologen. Der soll das Ausmaß des Krebsbefalls feststellen und klären, ob eine Operation überhaupt noch möglich ist. Falls nämlich der Krebs schon Metastasen gebildet hat, könnte er mich schneller umbringen als mein Virus. Mein HNO-Arzt drängt jedenfalls zur Eile. Für den Fall, dass ich keine Metastasen habe, will er, dass ich mich schon übermorgen im Krankenhaus unters Messer lege.

Zu seiner Überraschung weigere ich mich: »Das geht auf keinen Fall! Ich muss erst unser Haus fertig renovieren!« Mein Arzt schaut mich ungläubig an, doch ich bestehe auf dem Aufschub. Wer weiß, wie das hier alles weitergeht und ob ich nach der Operation noch dazu in der Lage sein werde. Vielleicht segne ich ja auch gleich im OP-Saal das Zeitliche. Gerade kommt mir das nicht mal als das Schlechteste vor. Wie auch immer, ich will Almut und die Kinder auf keinen Fall mit dieser unfertigen Baustelle allein lassen. Dr. Kullmann zuckt mit den Schultern: »Gut, auf Ihre Verantwortung – aber länger als eine Woche dürfen wir nicht warten!«

Ich frage ihn, wie viel Zeit mir wohl noch bleibt. Seine Antwort haut mich um: »Sagen wir es so: Eine Langspielplatte würde ich mir nicht mehr kaufen.« Ich spüre, dass er das nicht aus dem bösen Zynismus heraus sagt, den manche Ärzte pflegen und mit Humor verwechseln. Sondern dass er es ernst meint. Was die Sache nicht unbedingt besser macht.

Ich habe also Krebs. Das, was ich immer im Wartezimmer von Dr. Wedekind behaupte, damit keiner annimmt, ich hätte Aids, ist plötzlich wahr geworden. So als hätte ich es selbst heraufbeschworen. Während ich nach Hause fahre, merke ich, wie mein Bewusstsein Schwierigkeiten hat, die Grausamkeit und die möglichen Konsequenzen der neuen Lage zu erfassen. War es möglich, immer noch mehr Hiobsbotschaften zu bekommen? Reichte HIV denn noch nicht? Das Virus scheinen Almut und ich ja im Augenblick einigermaßen im Griff zu haben, aber nun tritt plötzlich ein weiterer Feind auf den Plan, der mich mit dem Tod bedroht. So als wollte irgendwo jemand auf Nummer sicher gehen.

Als ich zu Hause ankomme, platze ich gleich mit der Neuigkeit heraus: »Ich habe Krebs. Und ich werde nächste Woche operiert.« Almut nimmt an, ich wolle mir einen schlechten Scherz mit ihr erlauben. »Dieter, du spinnst, mach keine Witze mit so was!« Erst als ich ihr meine Überweisung zeige, glaubt sie mir. Dann muss sie sich erst einmal setzen, auch sie kann es nicht fassen. Ich setze mich zu ihr und sage: »Wir müssen uns dringend etwas wegen der Kinder überlegen.« Mein Tod ist jetzt schließlich doppelt besiegelt. Ich würde bald sterben, einer von beiden, Krebs oder Aids, wird mich schon schaffen. Wie lange Almut noch durchhält, weiß auch niemand. Es ist Eile geboten, da hat Dr. Kullmann recht.

Plötzlich fällt mir meine kleine Schwester ein, Brigitte. Dass ich da nicht früher draufgekommen bin. Bestimmt kann sie für die Kinder sorgen – schließlich wohnen sie und ihr Mann Jürgen auch in Bremen. Wir haben zwar nur gelegentlichen Kontakt, aber Blut ist doch immer noch dicker als Wasser, oder etwa nicht? Auf diese Weise hätten wir Julia und Christoph in der Nähe, selbst, wenn wir uns nicht mehr selbst um sie kümmern konnten. Das bedeutet natürlich auch, dass wir Brigitte und Jürgen einweihen müssen. Wir müssen ihnen alles erzählen. Nicht nur von meinem Krebs, auch von unserer Infektion.

Ich fahre mit dem Motorrad von Osterholz-Scharmbeck zum Finndorfmarkt, dem besten Wochenmarkt in Bremen. Hier gibt es jeden Samstag wunderbares Obst und knackigstes Gemüse, frischen Fisch, Eier, duftendes Steinofen-Brot … An Verkaufswagen wird Käse aus ganz Europa angeboten, an anderen selbst gemachte Nudeln oder unzählige Sorten Landschinken. Blumenhändler stehen in ihrem Meer aus Farben, das in der Spätsommersonne doppelt intensiv leuchtet. Es ist kurz vor Ende des Marktes, als ich meine Maschine vor dem alten Bunker parke. Schnell kaufe ich die wichtigsten Lebensmittel fürs Wochenende ein, dann suche ich den Stand meiner Schwester. Brigitte bietet wie immer Tee- und Kaffeetassen an. Wunderschöne Schmuckstücke, die sie selbst aus Ton herstellt und bei sich zu Hause im Ofen brennt. Die kleinen Kunstwerke sind viel mehr wert als die paar Mark, die sie dafür haben will. Der Markttag neigt sich bereits dem Ende entgegen, Brigitte ist schon dabei, die ersten Stücke wieder einzupacken. Als sie mich sieht, winkt sie kurz und packt dann weiter.

»Brigitte, ich muss dringend mit dir sprechen.« Die Tassen klirren leise, wenn meine kleine Schwester sie in den Karton legt. »Hab nicht viel Zeit«, entgegnet sie und fragt dann: »Worum geht's denn?« Ich sage: »Da möchte ich lieber nicht hier vor allen Leuten drüber sprechen, können wir woanders hingehen?« Sie schüttelt den Kopf: »Hab doch gesagt, ich kann nicht lang. Mach's nicht so spannend, Dieter, das kannst du mir doch auch schnell hier erzählen.« Ich schlucke und nehme allen meinen

Mut zusammen. Sie lässt mir keine andere Wahl, als ihr hier mitten auf dem Markt unser Schicksal auszubreiten wie Ware auf einem Tapeziertisch. Aber woher soll sie auch ahnen, wie heikel das Thema ist. Ich sage so leise wie möglich, aber so laut, dass sie mich noch versteht: »Brigitte, ich habe Krebs und werde in ein paar Tagen operiert.« Dann setze ich neu an und werde noch leiser und schneller: »Aber das ist nicht alles. Almut und ich sind HIV-positiv, schon seit Jahren. Almut hat sich bei der Arbeit infiziert. Julia und Christoph sind gesund.« Kurze Sätze. Die Fakten. Alles, was sie wissen muss.

Ich weiche ihrem Blick aus Richtung Boden. Ich sehe ohnehin nur noch durch einen Schleier, weil sich Tränen in meinen Augen sammeln. Die Tassen haben aufgehört zu klirren. Ich sage: »Brigitte, wir werden bald Aids bekommen. Das heißt, ich vielleicht nicht, weil ich vorher an Krebs sterbe. Wir wissen nicht, wer für die Kinder sorgen soll, wenn wir nicht mehr können. Kannst du uns helfen?« Jetzt ist es raus. Ich sehe, wie meine Tränen auf dem Boden kleine nasse Flecken machen. Starrt Brigitte mich an? Nichts rührt sich. Weil nichts passiert und ich nicht mehr kann, drehe ich mich um und suche meine Maschine, stopfe die Tüten mit Obst und Gemüse ins Fach unter dem Sitz. Wie in Trance fahre ich zurück nach Hause zu meiner Familie. Nie habe ich mich mehr auf meine Brut und Almut gefreut.

Stunden später klingelt es an unserer Tür. Draußen stehen Brigitte und ihr Mann. Also doch. Sie hat ein Herz. Wir lassen die beiden herein und bitten sie an den Esstisch, bieten ihnen etwas zu trinken an. So sitzen uns die beiden gegenüber und mustern uns. Sie wirken distanziert. Ein weiteres Mal erzähle ich unsere Geschichte, diesmal ausführlich, und fühle mich dabei plötzlich wie auf einer Anklagebank. So als müsse ich mich verteidigen, obwohl ich nichts Böses getan habe. Ich schließe mit der alles entscheidenden Frage: »... und darum haben wir uns gefragt, ob ihr die Kinder übernehmen könnt, wenn wir es nicht mehr können.« Eine Pause entsteht, die Spannung in der

Luft kann man fühlen. Brigitte sagt gar nichts, blickt nur zu Jürgen. Mein Schwager lehnt sich zurück und erwidert: »Mensch, Dieter, natürlich machen wir das!« Doch noch bevor sich in mir Dankbarkeit ausbreiten kann, fügt er hinzu: »Dann müssten wir allerdings die Kinder sofort bekommen. Und sämtliche Rechte. Wir werden Julia und Christoph adoptieren. Sodass sie rechtlich unsere Kinder sind. Wir denken, das ist für alle Beteiligten besser – wenn es doch sowieso darauf hinausläuft.«

Mir wird schummrig. Habe ich das gerade richtig gehört? Ich bin sprachlos angesichts von so viel Gefühllosigkeit. Glauben meine Verwandten, ich wäre schon tot? Der nächste Schock innerhalb weniger Tage! Es war schon schwer genug, Brigitte überhaupt einzuweihen, und wir hatten auch eine Abfuhr einkalkuliert. Aber mit so einem ungeheuren Vorschlag hatte weder ich noch Almut gerechnet. Das geht natürlich nicht. Noch sind wir nicht tot. Noch können wir unseren elterlichen Pflichten nachkommen. Noch geben wir unsere geliebten Kinder nicht ab. So weit sind wir noch nicht. Ich sage: »Vielen Dank, da weiß ich, woran ich bin. Ich glaube, ihr wollt jetzt gehen.« Ich reiche den beiden ihre Jacken. Ich habe in diesem Moment meine Schwester verloren. Aber wenn die eine Liebe stirbt, wächst die wirkliche.

Ich befinde mich im kleinen Besprechungszimmer von Dr. Cavaliere in Bremen. Er ist Spezialist für radiologische Diagnostik. Hier soll geklärt werden, ob der Krebs den Kieferknochen schon befallen hat. Ob mein Körper schon überall vom Krebs zerfressen wird. Dazu muss ein Szintigramm meiner Mundhöhle gemacht werden, eine Art High-Tech-Röntgenaufnahme. In der Hand halte ich den Merkzettel, den mir die sehr nette Arzthelferin am Empfang gegeben hat. Darauf ist erklärt, wie die Untersuchung ablaufen wird: Zunächst bekomme ich ein Kontrastmittel und erst nach einer längeren Wartezeit kann ich geröntgt werden.

Die Praxis ist brandneu und liegt in einem großen Bungalow-Flachbau. Alles wirkt steril. Schon im Wartezimmer war es mucksmäuschenstill. Hier im Besprechungszimmer ist die Einrichtung so blendend weiß wie Dr. Cavalieres Arztkittel. Aus irgendeinem Grund fühle ich mich trotz der Krankenhaus-Umgebung gut aufgehoben. Das lindert ein bisschen meine Angst vor der Untersuchung, denn bisher hat alles immer sehr weh getan.

Dr. Cavaliere ist ungefähr in meinem Alter, er trägt allerdings eine Brille und hat wesentlich weniger Haare als ich. Sein Händedruck ist warm und fest. Sympathisch und verbindlich. Er scheint zu spüren, dass mir noch außer der Krebsdiagnose etwas auf die Seele drückt, denn statt sich hinter seinem Schreibtisch zu verschanzen, setzt er sich dicht vor mich und schaut mir in die Augen. Dann sagt er: »Sie haben Angst, nicht wahr?«

Jetzt passiert es. Was ich bei Brigitte und ihrem Mann erzählen musste und mir nur schwer über die Lippen kam, sprudelt hier plötzlich aus mir heraus. Ganz flüssig, ohne jedes Zögern oder Stottern. Ich erzähle Dr. Cavaliere alles – und ich fühle mich dabei ganz anders als bei meiner Schwester und meinem Schwager. Ich habe den Eindruck, meine Worte kommen an und stoßen nicht auf Eis.

Ich fange am Ende an, bei der Krebsdiagnose, dann erzähle ich vom Urlaub an der Nordsee und den vermeintlichen Zahnschmerzen. So hangele ich mich immer weiter vor, bis ich schließlich von dem Notfall berichte, bei dem Almut die Wunde abdrücken musste. Davon, wie Blut in ihre noch nicht verheilte Wunde an der Hand geraten ist. Von all den unglücklichen Umständen, die da zusammengekommen sind. Ich erzähle von unseren Kindern und davon, wie sehr wir sie lieben. Und wie verzweifelt wir sind. Voller Angst, nicht zu wissen, was mit ihnen geschehen soll, wenn wir nicht mehr in der Lage sind, sie zu versorgen. Wie dringlich eine Lösung in dieser Frage geworden ist, jetzt, wo ich Krebs habe.

Viele der Ärzte, denen ich in meinem Leben bisher begegnet bin, trugen ein professionelles Pokerface. Eine unergründliche Miene, an der die Schicksale ihrer Patienten abperlten wie Wasser an einem imprägnierten Mantel. Doch Dr. Cavaliere ist anders. Ich sehe ihm an, wie sehr ihn bewegt, was er hört, und dass er mit mir mitfühlt. Speziell, als ich ihm erzähle, wie unsensibel und fordernd meine Verwandten auf unsere Bitte reagiert haben.

Als ich fertig bin, sagt Dr. Cavaliere: »Herr Niemeyer, ich weiß genau, was Sie meinen. Sie möchten Ihre Kinder so lange wie möglich begleiten und sie aber auch dann noch so nah wie möglich bei sich haben, wenn Sie nicht mehr können.« Ich nicke und er redet weiter: »Also brauchen Sie jemanden, der sich in Ihrer Nähe um die Kinder kümmert und Ihnen die Arbeit abnimmt, richtig?« Ich nicke wieder: »Genau. Aber wie soll das funktionieren? Meine Schwester war die einzige Hoffnung, die wir hatten.«

Und jetzt geschieht etwas, was mir wie ein Wunder vorkommt. Der Mann mir gegenüber, dem ich vor etwa einer halben Stunde zum ersten Mal begegnet bin, sagt: »Ich kann das machen. Meine Frau und ich haben selber ein Kind, wir können problemlos noch zwei dazu aufnehmen.« Ich muss ihn wohl anschauen wie eine Heiligenerscheinung, denn er schiebt sofort eine Erklärung hinterher: »Das klingt jetzt bestimmt merkwürdig, weil wir uns ja gar nicht kennen, aber meine Frau und ich haben über so etwas schon mal gesprochen. Darum denke ich, dass ich Ihnen das guten Gewissens anbieten kann.« In diesem Augenblick brechen bei mir alle Dämme. Ich heule Rotz und Wasser. Vor Rührung und Erleichterung, aber auch vor Trauer. Denn natürlich manifestiert sich in so einer Offerte auch die ganze Situation in ihrer Grausamkeit: dass wir sterben müssen, viel zu früh. Aber vor allem bin ich dankbar.

Nachdem ich das Kontrastmittel gespritzt bekommen habe,

das auch in den Knochen dringt, muss ich stundenlang warten, bis sich die Substanz im Körper verteilt hat. Während ich so sitze und warte, gehe ich durch ein unglaubliches Wechselbad der Gefühle. Einerseits die bange Ungewissheit, was meinen Krebs betrifft. Vom Ergebnis dieser Untersuchung hängt ab, ob man mir in Kürze das halbe Gesicht wegschneiden muss oder ob es beim Herausschneiden des betroffenen Gewebes aus der Zunge und dem Mundboden bleibt. Oder ob man die OP gleich sein lässt, weil es ohnehin keinen Zweck mehr hat. Und dann zur gleichen Zeit plötzlich dieser Lichtblick. Dieses völlig unerwartete Angebot, das Almut und mir unsere größte Sorge nehmen kann. Als ich Almut zu Hause von Dr. Cavalieres Angebot erzähle, kann auch sie ihre Tränen nicht zurückhalten und heult hemmungslos.

Almut bringt mich am Abend vor der angesetzten Operation ins Krankenhaus. Ich habe es tatsächlich noch geschafft, das Haus fertig zu renovieren: Die Fliesen sind gelegt, der Teppichboden verklebt und die Tapeten an den Wänden. Ich habe die Spülmaschine angeschlossen, die Fenster abgedichtet und die Lampen angebracht. Dann, denke ich, kann ich ja jetzt in Ruhe sterben. Es kommt mir wirklich vor wie ein Abschied für immer. Ist heute der vorletzte Tag meines Lebens? Wir machen noch Fotos von uns auf dem Hof des Krankenhauses. Mit Selbstauslöser, Arm in Arm und während wir uns küssen.

Eine Erinnerung, die unsere Kinder ihren Kindern zeigen können: »Das waren eure Großeltern. Sie waren immer lieb zu uns, aber sie sind leider früh gestorben.«

Nachdem Almut weg ist, bekomme ich die üblichen Beruhigungsmittel und nichts mehr zu essen. Ich habe Hunger und fühle mich wie der einsamste Mensch auf der ganzen Welt. Allein gelassen und vergessen. Zum Glück wirkt das Beruhigungszeug schnell. Meine Gedanken werden leichter und driften an die Zimmerdecke, bis mein Kopf sich anfühlt wie mit Watte vollgestopft. Nur eine Textzeile von Pink Floyd fällt mir noch ein, bevor ich eindöse: *I've become comfortably numb*. In diesem Moment kann ich verstehen, warum Menschen drogensüchtig werden.

Als der Arzt am nächsten Abend mein Zimmer betritt und ich damit rechne, nun jeden Augenblick in den OP gefahren zu werden, eröffnet er mir, »leider« werde es heute nichts mehr. Das bedeutet im Klartext, ich muss noch einmal vierundzwanzig Stunden ohne Essen warten – denn wieder wird mir erst der letzte OP-Termin am nächsten Abend zugewiesen. Der Grund für den späten Termin ist simpel: Nach jeder Operation eines HIV-Positiven wird der komplette Operationssaal desinfiziert wie nach einem Angriff außerirdischer Killerviren. Zwar kann auch jeder andere eine ansteckende Krankheit haben, ohne es zu wissen, trotzdem ist es in den Kliniken Usus, Leute mit Aids und HIV immer als Letztes zu versorgen.

Und wieder fühle ich mich als Mensch zweiter Klasse. Es gibt »saubere Patienten« – das sind alle anderen – und »schmutzige Patienten« – wie mich. Niemand gibt eine derartige Zwei-Klassen-Behandlung natürlich zu. Genauso wenig, wie ein Arzt zugeben darf, privat versicherte Patienten zu bevorzugen. Aber ich bin mir sicher, dass es stimmt, weil ich es am eigenen Leib erlebt habe.

Obwohl ich beduselt von den Medikamenten in meinem Bett liege und warte, fühle ich mich gedemütigt. Ich versuche, dieses Unwohlsein und die Wut, die dabei in mir aufsteigt, beiseitezuschieben, denn in diesem Augenblick bleibt mir ja nichts anderes übrig, als mich in mein Schicksal zu fügen. Ich tröste mich damit, dass ich überhaupt jemanden gefunden habe, der trotz meiner HIV-Infektion bereit ist, mich zu operieren – das ist nicht selbstverständlich.

Vielleicht ist das nur der Tatsache zu verdanken, dass ich mich *unschuldig* mit HIV infiziert habe. Ich glaube nicht, dass mich jemand operieren würde, hätte ich mich im Sex-Urlaub in Bangkok mit HIV angesteckt. Natürlich ist das Spekulation von mir, aber ich bin überzeugt, dass ich recht habe. Trotz allem versuche ich, meine Lage positiv zu sehen: Ich bin nicht nur in einem guten Krankenhaus, sondern mit Professor Franke als Operateur bei einer echten Koryphäe auf seinem Gebiet gelandet. Von Almut weiß ich, dass er so berühmt ist, dass manche Leute zum Teil anderthalb Jahre auf einen OP-Termin warten – sie hat durch ihre Krankenschwester-Kolleginnen den direkten Draht zu solchen Insider-Informationen. Hier profitiere ich von dem Zufall, dass mein HNO-Arzt Dr. Kullmann zu seinem Team gehört. Mehr kann ich in meiner Situation wohl nicht erwarten.

Als ich nach der verschobenen Operation endlich aufwache, erfahre ich: Der Professor hat mir bei der Operation nicht nur einen Teil der Zunge, sondern auch einen Teil der Lymphdrüsen am Hals und die Speicheldrüsen weggenommen. Die Schwester kommt nun jeden Morgen zu mir, öffnet die lange Wunde am Hals und reinigt sie. Das tut sogar mit Morphium höllisch weh. Nach ein paar Tagen bekomme ich obendrein noch eine Entzündung in der oberen Mundhöhle durch einen Krankenhauskeim. Ich hasse es, in Selbstmitleid zu baden, aber langsam hab ich die Faxen dicke. Gerade scheint mir irgendwie nichts erspart zu bleiben.

Um mich abzulenken, körperlich einigermaßen fit zu bleiben und um keine Thrombose zu bekommen, gehe ich die Treppen im Krankenhaus immer wieder auf und ab – die Erinnerung daran, unter welch anderen Umständen ich das schon einmal getan habe, lässt mich ungeachtet meiner Misere lächeln: Das war vor fast zehn Jahren, als Julias Geburt auf sich warten ließ und ich Almut gestützt habe. Damals war noch alles anders, das war ein ganz anderes Leben.

Da ich mit der Wunde im Mund nicht essen kann, bekomme ich eine Nasen- und Magensonde, durch die mir nicht nur Astronauten-Nahrung eingeflößt wird, sondern auch meine zuvor pulverisierten HIV-Tabletten. Bis zum Beginn der Bestrahlungstherapie verliere ich mehr als 20 Kilo Gewicht. Man könnte sagen: Es ging mir schon mal besser. Trotz HIV. Und als wolle man noch einen draufsetzen, werde ich in ein *Todeszimmer* gelegt: Im Bett neben mir wartet ein Sterbender auf sein letztes Stündlein. Ein fürchterlicher Geruch lässt den Verfall allgegenwärtig erscheinen. Dafür kann mein Zimmergenosse nichts, doch das mitzubekommen ist belastend. Eines Abends höre ich per Zufall, wie sich zwei Ärzte an meinem Bett flüsternd über meinen todgeweihten Mitpatienten unterhalten. Offenbar sind sie der Ansicht, ich schlafe. Der eine fragt: »Weiß Richards es schon?« Sein Kollege erwidert: »Ja, wir haben es ihm gesagt.« Am nächsten Tag erzählt mein Zimmernachbar es mir selbst: Sein Fall ist so hoffnungslos, dass man die ursprünglich geplante Chemotherapie als zwecklos erachtet und darum erst gar nicht beginnt. Werde ich hier jemals lebend herauskommen?

Herr Richards entpuppt sich als netter Gesprächspartner, wir verstehen uns gut und unterhalten uns häufig – obwohl mir das Sprechen noch große Mühe macht, weil fast meine halbe Zunge weggeschnitten ist. Außerdem muss ich wegen der fehlenden Speicheldrüsen alle paar Minuten den Mundraum mit Wasser befeuchten.

Eines Abends bittet mein Zimmergenosse mich, ihm die Haare abzurasieren, weil am nächsten Tag seine Verwandten zu Besuch kommen. Er will nicht, dass sie sehen, dass man ihn aufgegeben hat. Sie sollen denken, dass er die Chemotherapie bekommt, und sich nicht zu sehr sorgen. Der Sterbenskranke will ihnen die Hoffnung nicht nehmen, die er selbst bereits verloren hat. Eigentlich wäre es für mich nicht schwer, seiner Bitte nachzukommen. Doch ich bin feige und traue mich nicht. Ich habe Angst, Ärger zu bekommen. Außerdem scheue ich mich, weil ich Angst habe, ihn zu verletzen. Oder dass ich mich bei der Gelegenheit schneide.

Als ich am nächsten Tag von der Schwester geweckt werde, schäme ich mich in Grund und Boden: Herr Richards, der so schwach ist, dass er kaum aufstehen kann, hat seine Kräfte zusammengenommen und hat sich selbst den Schädel im Bad kahl rasiert. Ich schwöre mir: Sollte je wieder so eine Bitte an mich herangetragen werden, muss ich mutiger sein.

Im Oktober darf ich endlich nach Hause, muss allerdings trotzdem täglich ins Krankenhaus zur Bestrahlung. Ab sofort acht Wochen lang. Zum ersten Termin breche ich etwas früher auf, denn ich will Herrn Richards alle Zigaretten bringen, die ich noch bei mir zu Hause gefunden habe. Er ist starker Raucher und ich qualme schon seit einer Weile nicht mehr. Während es ihm in seiner Situation wirklich egal sein kann, ob das Rauchen ungesund ist, wäre es mit meiner Diagnose mehr als dumm, damit wieder anzufangen. Doch als ich in unser Zimmer komme, liegt jemand anders in seinem Bett: Herr Richards ist vergangene Nacht gestorben. Zu spät.

Mit Tränen in den Augen nehme ich die Treppe in den Keller: Hier befindet sich der Raum mit der Bestrahlungsröhre. Mir wird eine Schutzmaske à la Hannibal Lector vors Gesicht geschnallt, sodass ich mich nur noch mit Händen und Füßen verständigen kann. Die anderen Patienten sitzen hier ebenfalls mit ihren Masken herum und warten, dass sie an der Reihe sind. Das gibt der Szenerie etwas aus einem Science-Fiction-Film, den man mit ein paar Horrorelementen aufgepeppt hat: Wir sitzen in einer High-Tech-Folterkammer. Die Frage ist nur: Welches Geheimnis sollen wir wem verraten?

Ich bekomme einen Mundknebel, mit dem die Zunge fixiert wird, dann werde ich in die Bestrahlungsröhre geschoben. Ich kann und darf mich keinen Millimeter bewegen und obwohl ich nicht klaustrophobisch veranlagt bin, muss ich in der Röhre ganz bewusst tief durchatmen, um nicht panisch zu werden. So ähnlich, denke ich, muss es sich anfühlen, lebendig begraben zu werden. Aber nach ein paar Minuten ist der Spuk vorbei.

Der wahre Horror schleicht sich ohnehin erst ganz subtil an. Die ersten Tage merke ich nach Bestrahlung überhaupt nichts und freue mich schon, weil ich glaube, die Sache sei ein reiner Spaziergang. Doch nach kurzer Zeit merke ich, wie sehr ich mit dieser Einschätzung danebenlag. Es tut sich etwas, die Strahlen haben nach einiger Zeit das Gewebe durchdrungen. Das Ergebnis ist, dass es in meinem Mund zu brennen beginnt, als hätte ich eine zu heiße Suppe probiert. Erst brennt es nur ein bisschen, dann immer mehr. Täglich mehr. Bis es sich irgendwann anfühlt, als hätte ich mich als Feuerschlucker versucht und das äußerst wörtlich genommen. Von diesem Zeitpunkt an ist die Bestrahlung reine Folter.

Mein ganzer Mund hängt in Fetzen. Ich habe Verbrennungen dritten Grades, auch die Haut auf meinem Kiefer ist rot wie der Panzer eines Hummers. Als wäre das nicht genug, fallen mir durch die Bestrahlung die Zähne aus. War Essen vorher lediglich schwierig, ist jetzt gar nicht mehr daran zu denken, die Schmerzen sind die Hölle. Ich werde Tag für Tag schwächer und dünner und verliere noch einmal gut 20 Kilo. Noch vor Ende der acht Wochen bin ich nur noch Haut und Knochen. Als ich eines Vormittags im Bestrahlungskeller fast umkippe vor Schwäche, befindet der Arzt: »Herr Niemeyer, ich glaube, es ist besser, wenn Sie erst mal wieder bei uns bleiben.« Ich komme zurück auf die Station. Dort legt man mir Infusionsschläuche mit Nährlösungen an beide Arme. Ich spüre, wie mit den Kalorien und den Nährstoffen die Kraft zurückkehrt. Und damit kommt nach ein paar Tagen auch mein Lebensmut zurück. Innerhalb von einer Woche bin ich so weit genesen, dass Almut mich zu Hause weiterpflegen kann. Ich glaube, ich bin ein Kämpfer.

Zur Nachbehandlung muss ich zunächst täglich, dann zwei- bis dreimal in der Woche in die Praxis von Dr. Kullmann. Hier wird das gemacht, was zuvor die Schwestern im Krankenhaus erledigt hatten: Der Mundraum wird gesäubert und gespült und meine geschundene Haut mit Salben beruhigt. Außerdem bekomme ich Vitaminspritzen zur Kräftigung. Hatte ich im Krankenhaus den letzten OP-Termin am Tag bekommen, kriege ich jetzt die ersten Termine des Tages – was mir als Frühaufsteher sehr entgegenkommt. Dr. Wedekind hatte darauf gedrungen, denn ich durfte in meinem geschwächten Zustand kein unnötiges Risiko eingehen, mich im Wartezimmer an den HNO-Erkrankungen der anderen Patienten anzustecken. Darum muss ich auch nie warten, sondern werde immer sofort hereingerufen. Endlich mal ein »Vorteil« meiner HIV-Infektion!

»Koch schneller, ich hab Hunger.« Christoph steht neben mir in der Küche und versucht hüpfend, einen Blick in den Topf zu erhaschen, aber er ist noch zu klein. »Das riecht sooooo lecker, Papa!« Ich lächele und sage: »Dann schmeckt es euch hoffentlich auch!« Es ist mal wieder Weihnachten. Ich koche das Festessen für die Familie, es gibt Putenkeule mit Klößen und Rotkohl. Dieses Gericht bereite ich zum ersten Mal zu, und ich richte mich penibel nach dem Rezept im Kochbuch. Das ist für mich die einzige Möglichkeit, sicherzustellen, dass mein Werk hinterher auch genießbar ist, denn blöderweise kann ich es nicht selbst probieren: Für mich steht Brei auf dem Speiseplan, den ich nur essen kann, wenn ich mir zuvor den Mund betäubt habe. Mit Xylocain, dem Betäubungsmittel, das Dr. Kullmann vor der Punktion benutzt hat. Alles in meiner Mundhöhle ist eine einzige Wunde. Aber selbst wenn ich mitessen könnte: Viel hätte ich nicht von dem Festmahl, denn durch die Operation und Bestrahlung habe ich meinen Geschmackssinn verloren. Es ist unklar, ob er zurückkehren wird und falls ja, wann. Die Chancen stehen fifty-fifty.

Früher wäre mir allein das wie eine unglaubliche Katastrophe vorgekommen. Mittlerweile freue ich mich einfach, noch am Leben zu sein. Und ich mache alles, was in meiner Macht steht, um wieder zu Kräften zu kommen. Ich zwinge mich, trotz Schmerzen zu essen und zu trinken. Es hilft ja nichts, ich will mich auf keinen Fall gehen lassen. Und ich will beweisen, dass Dr. Kullmann mit seiner Langspielplatten-Prognose falschlag.

9. Kapitel

FERIEN VOM VERSTECKSPIEL

»Herr Niemeyer, da sind Sie dem Sensenmann aber noch mal von der Schippe gesprungen, nicht wahr?« Meine alte Nachbarin, der ich draußen an unserer Mülltonne begegne, in die ich gerade eine Ladung Küchenabfall befördert habe, hat von Fingerspitzengefühl noch nicht viel gehört. Trotzdem belohne ich ihre Unverblümtheit mit einem breiten Grinsen: »Das kann man wohl sagen, Frau Steiner.« Ich freue mich tatsächlich über diese Bemerkung. So schlimm der Krebs mich getroffen hat, auf einer Ebene verschafft mir die Krankheit eine große Erleichterung: Endlich kann ich auch mal öffentlich zugeben, dass es mir nicht gut geht. Ich kann mich auch mal gehen lassen. Ich darf schlecht aussehen. Ganz offiziell.

Die HIV-Infektion muss ich weiter geheim halten, aber der Krebs ist sozial akzeptiert. Krebs ist nicht ansteckend, die Menschen entwickeln keine Panik. Plötzlich bekomme ich Wärme und Mitgefühl. Beides habe ich so lange vermisst. Mir wird das Recht zugestanden, einfach mal nicht mehr zu können, groggy zu sein und kaputt.

Und ich spüre, wie gut es tut, offen sein zu können, und was für einen unterschwelligen Stress es eigentlich bedeutet, so viele Jahre ein Geheimnis mit sich herumzutragen. Und so, wie ich oft neidisch darauf bin, dass Almut ihre Arbeit hat und etwas anderes sieht als nur unsere Wohnung, beneidet mich nun Almut um das Privileg, offiziell und öffentlich krank sein zu dürfen. Es hat eben alles seine zwei Seiten.

Der Krebs hat für mich sogar noch mehr Vorteile. Ich bekomme nun ohne größere Probleme Reha-Maßnahmen bewilligt. Eine Reha *nur* aufgrund von HIV zu bekommen, bedeutete für mich bisher einen Antragsmarathon. Wollte ich mich ein paar Tage unter ärztlicher Aufsicht erholen, musste ich bisher Gutachten beibringen, Formulare ausfüllen und Begründungen finden. Almut bekommt dagegen einmal im Jahr Besuch von einem Berater der Berufsgenossenschaft und wird seit ihrer Infektion schon fast gedrängt, alle zwei Jahre zur Reha zu fahren. So hat der Krebs mich zu einem würdigeren Patienten gemacht.

Bei einem dieser Reha-Aufenthalte lande ich in Bad Sooden-Allendorf an der Werra. Als ich bei meiner Ankunft an der Rezeption den Schlüssel zu meinem Zimmer abhole, heißt mich eine Mitarbeiterin der Klinik zunächst herzlich willkommen und bittet mich in ihr Büro. Sie schließt die Tür hinter uns. »Wir wären Ihnen dankbar, wenn Sie Ihre HIV-Infektion den anderen Reha-Gästen gegenüber möglichst ...« Sie stockt und fährt fort: »... diskret behandeln würden.« Sie lächelt entschuldigend: »Bitte verstehen Sie das nicht miss, wir möchten nur Unruhe unter den Patienten vermeiden, gerade die älteren haben da manchmal immer noch Vorurteile. Und Sie sind ja auch in erster Linie wegen Ihrer Krebserkrankung hier.« Ich nicke und sage: »Machen Sie sich keine Gedanken, ich hatte nicht vor, ein Transparent aus dem Fenster zu hängen, auf dem steht ›Ich habe Aids‹.«

Auch wenn das stimmt und ich den anderen in der Klinik sicher nicht ein fröhliches »Ich hab HIV, und du?« beim Frühstück entgegenschleudern wollte, versetzt es mir einen Stich, in der zweiten Hälfte der Neunziger noch mit solch einer Bitte konfrontiert zu werden. Aber natürlich ist mir der Hintergrund klar: Wenn plötzlich die anderen Reha-Gäste protestieren, weil sie mit einem HIV-Patienten die Sauna oder das Schwimmbad teilen müssen, hätte nicht nur ich mit Ablehnung zu kämpfen, sondern auch die Leute von der Klinik hätten ein Riesenproblem. Also verfolge ich meine Schweigepolitik auch hier – auf Geheiß von oben.

Die Geheimhaltung der Krankheit wäre nicht so kompliziert, müsste ich nicht die vielen Tabletten nehmen. Ich muss sie immer mit den Mahlzeiten schlucken. Sie auf dem Zimmer einzunehmen funktioniert nicht, denn ich muss vorher immer etwas essen und hinterher ebenfalls. Dabei ist es wegen zahlreicher Wechselwirkungen der chemischen Substanzen mit Inhaltsstoffen der Nahrung keineswegs egal, was man dazu isst oder trinkt. Die Krux: Beim Frühstück oder Abendbrot sitzen in einem Reha-Zentrum aber immer noch mindestens drei Leute mit am Tisch.

Ich entwickele darum vom ersten Tag an Strategien, um die Einnahme irgendwie unauffällig zu bewerkstelligen. Ein Trick ist es, während der Mahlzeit aufzustehen und sich unter einem Vorwand auf die Toilette zu verdrücken. Manchmal ist das sogar ein Segen. Dann nämlich, wenn ich mich übergeben muss – Übelkeit ist eine häufige Nebenwirkung der antiretroviralen HIV-Medikamente. Oder wenn ich damit zu kämpfen habe, dass die zum Teil riesigen Tabletten nicht richtig rutschen wollen. Auch Durchfälle kommen oft spontan und im wahrsten Wortsinn *durchschlagend*.

Eine andere Möglichkeit ist es, während der Mahlzeit kurz auf dem Zimmer zu verschwinden. Dazu mache ich dann einen lustigen Kommentar: »Ich hab' da ›was vergessen‹, verdammtes Älterwerden.« – Oder: »Jeder Gang macht schlank.« Außerdem versuche ich, möglichst jedes Mal mit anderen Patienten den Tisch zu teilen, um meine Show immer vor neuem Publikum abzuziehen.

Nachdem ich das die ersten drei Tage durchgehalten habe, verlässt mich die Lust auf das ganze Theater. Schließlich bin ich hier in einer Reha-Einrichtung und es wird noch andere Leute

geben, die ein paar Pillen nehmen müssen. Ich hole darum ganz
unverhohlen meine zwölf Tabletten raus und lege sie vor mir
auf den Tisch. »Zweites Frühstück!«, erkläre ich und versuche,
dabei fröhlich zu klingen. Jetzt passiert allerdings das Gegenteil von dem, was ich gehofft hatte: Statt mich zu ignorieren,
versiegen alle Gespräche, es wird mucksmäuschenstill. Die anderen am Tisch gucken mit einem Mal sehr neugierig auf das
bunte Häufchen Chemie vor mir. »Das sind aber viele«, sagt
die ältere Dame mir gegenüber, »und so große!« Der Patient
zu meiner Rechten, ein jüngerer Typ mit Glatze, versucht einen
Scherz: »Aber schön bunt sind sie. Haha.« Ich merke, das war
ein Schuss in den Ofen. Von jetzt an würde ich hier ganz schön
unter Beobachtung stehen. Insgeheim verfluche ich meinen Vorstoß – heute Abend werde ich also wieder auf die hergebrachte
heimliche Tour zurückkommen. Nach dem Frühstück mache
ich mich so schnell es geht aus dem Staub. Es ist der reinste
Horror, wenn man die Wahrheit nicht sagen darf, obwohl man
sie am liebsten hinausschreien würde.

Weil mir bei der Krebs-OP die Lymphdrüsen am Hals zum Teil
weggenommen wurden, muss ich auch während der Reha immer wieder zur Lymphdrainage. Als ich am Vormittag vor dem
Drainage-Raum warte, greife ich gleichzeitig mit einer anderen
Patientin zum *Spiegel*. Plötzlich hat jeder von uns ein Ende der
Zeitschrift in der Hand und wir müssen beide lachen. Ich will
ihr den Vortritt lassen, doch sie sagt: »Eigentlich kenne ich den
schon auswendig, ich sitze hier ja ständig.« Schlussendlich liest
keiner von uns, stattdessen unterhalten wir uns. Christa heißt
sie und lebt mit ihrer Familie in einem kleinen Ort nördlich von
Frankfurt. Auch sie ist wegen Krebs hier: Ihr ist die Brust wegen
eines Tumors teilamputiert worden. Ich merke sofort, dass wir
auf derselben Wellenlänge liegen – bis jetzt bin ich hier fast
ausschließlich Männern begegnet, die über Frauen und Autos
geredet haben. Und darüber, dass sie am Wochenende im Ort

»saufen gehen« wollen. So was ist nicht mein Ding, darum habe ich in den vorangegangenen Tagen auf eigene Faust etwas unternommen, bin gewandert, Rad gefahren oder habe irgendwo auf einer Bank gesessen und gelesen. Als ich meine Radausflüge erwähne, sagt Christa: »Ich fahre auch gern Rad, wenn du magst, können wir ja mal zusammen eine Tour machen.«

Schon am nächsten Tag radeln wir bei traumhaftem Wetter etliche Kilometer an der Werra entlang. Der Raps blüht und die ersten Weizenfelder kommen hoch. Und während ich mir so den Frühlingswind um die Nase wehen lasse, schießt mir der Gedanke durch den Kopf: Christa ist die Richtige. Ihr kann ich vertrauen, ihr werde ich alles erzählen. Ich kenne sie erst seit gestern, aber ich spüre, dass sie mit dem Wissen umgehen kann. Bis jetzt hatte ich mich nur Horst in Neuseeland gegenüber geöffnet – von dem Erlebnis mit meiner Schwester und ihrem Mann einmal abgesehen, aber in mir wuchs von Tag zu Tag die Sehnsucht, über mein Schicksal sprechen zu können.

Almut war in der Vergangenheit schon etwas mutiger als ich gewesen. Sie hatte mir davon berichtet, wie sie sich bei einer ihrer Reha-Aufenthalte in Damp an der Ostsee mit einer Mitpatientin aus Bayern angefreundet und ihr daraufhin alles *gebeichtet* hatte. Es war auch Almut, die schon früh ihre ganz alten und engen Freunde Heike und Rüdiger eingeweiht hatte. In beiden Fällen mit sehr erfreulichem Resultat. Niemand hat sich zurückgezogen, ganz im Gegenteil: Beide Freundschaften – die lang etablierte ebenso wie die ganz frische – waren durch das Geständnis nur noch profunder geworden. Dadurch fühle auch ich mich jetzt ermutigt. Von dem Augenblick an, an dem ich den Gedanken gehabt hatte, Christa einzuweihen, kann ich es kaum erwarten und versuche, den richtigen Moment abzupassen. Zwar fühle ich mich mit jeder Minute sicherer, dass Christa tatsächlich die richtige Adresse für meine Geschichte ist. Allein, wie fängt man so ein Geständnis an? Bei Horst war es einfacher gewesen, den kannte ich schließlich schon seit Ewigkeiten. Aber Christa hatte ich doch gerade erst kennengelernt!

Auf die erste Radtour folgen weitere. Die Zeit verrinnt, ohne dass ich mich überwinden kann, Christa von meiner Infektion zu erzählen. Erst als wir am letzten Tag vor meiner Abreise Rast auf einer Wiese machen, erinnere ich mich plötzlich an das misslungene Experiment beim Frühstück. Auch jetzt habe ich meine Tabletten für den Fall dabei, dass wir nicht pünktlich zum Abendessen wieder in der Klinik sind und uns stattdessen entscheiden, irgendwo auswärts einzukehren. Das ist es! Ich befördere das Pillendöschen aus meinem Rucksack zutage, schraube es auf und halte es Christa unter die Nase. Sie macht große Augen. »Was ist das alles?«: fragt sie verwirrt. »Die Hälfte meiner täglichen Tablettendosis«, erkläre ich. Sie versteht die Welt nicht mehr. »Aber warum denn so viele? Wegen deines Krebses?«

Und dann ist es so weit. Ich erzähle ihr alles. Vom Tag an, als Almut den Anruf bekommen hatte, dass mit ihrem Blut etwas nicht stimme. Wie schon bei Horst habe ich während des Redens das Gefühl, den Deckel von einem Hochdruckkocher zu nehmen: Ich spüre, wie der Druck entweicht. Christa und ich weinen beide, als ich fertig bin, und sie hält meine Hand ganz fest. Auch sie hat ganz offensichtlich keine Angst. Dann verspricht sie mir, niemandem etwas zu erzählen, damit ich unbehelligt meine Reha zu Ende führen kann und keinen Ärger mit der Klinikleitung bekomme. Und sie versichert mir, Almut und mich mit ihrem Mann einmal besuchen zu kommen. Außerdem wollen wir uns schreiben.

Wieder zu Hause in Osterholz-Scharmbeck fühle ich mich energiegeladen wie schon lange nicht mehr. Das hat zum einen mit der körperlichen Erholung zu tun, aber ganz bestimmt auch damit, dass ich endlich wieder den Mund aufgemacht habe. Und ich habe Geschmack daran gefunden: Ich will mehr. Ich will mich mitteilen. Nicht mit der Brechzange und nicht jedem – die Kinder sind schließlich noch lange nicht volljährig und unser Vorhaben, sie vor Diskriminierung zu schützen, ist weiterhin gültig. Aber es tut einfach gut, ein paar ausgewählte Mitwisser zu haben, vor denen man endlich einmal nicht schauspielern muss. So warte ich schon auf die nächste Gelegenheit.

Und die kommt schneller als angenommen: Julia hat eine sehr gute Freundin in der Schule, Dorothee, die oft bei uns ist. Dorothees Mutter ist Lehrerin. Sie unterrichtet zwar nicht an Julias Schule, sondern in einem Ort zwanzig Kilometer entfernt, aber bei Elternabenden, Schulfesten und den ganzen anderen Gelegenheiten, wo Eltern sich treffen können, war Karla mir immer schon sympathisch gewesen. Eines Abends steht sie bei uns vor der Tür, um ihre Tochter abzuholen. Julia ruft von oben: »Moment, Papa, wir sind hier noch nicht ganz fertig.« Die Mädchen wollen unbedingt noch ihre Runde Monopoly fertig spielen. Also bitte ich Karla auf ein Glas Wein herein. Die Flasche hatte ich eben entkorkt und ich fühle mich in Redelaune.

Eine Lehrerin, nehme ich an, muss aufgeklärt sein und Allgemeinbildung besitzen. Ich setze eine gewisse Offenheit und Toleranz voraus. Mittlerweile ist ja auch in der öffentlichen Wahrnehmung die Aids-Panik etwas abgeflaut. Kaum jemand glaubt heutzutage noch ernsthaft, sich beim Händeschütteln oder Umarmen anstecken zu können. Selbst das Küssen ist mittlerweile rehabilitiert. Die Forschung der letzten Jahre hat auf jeden Fall gezeigt, dass die Gefahr, die von HIV ausgeht, im alltäglichen Miteinander weit geringer ist als früher einmal angenommen – – nämlich im Grunde nicht vorhanden. Das Virus mutiert nicht wild, wie es manche Grippeviren tun und wie es Schwarzmaler Ende der 1980er-Jahre befürchteten. Es hat sich keine neuen Ansteckungswege erschlossen, sondern ist geblieben, was es immer war: schwer übertragbar. All das war auch durch die Medien gegangen, ich konnte also voraussetzen, dass mein Besuch Bescheid wusste.

Karla und ich halten zunächst ein bisschen Smalltalk über das Wetter und über den Wein. Die Flasche war ein Geschenk, ich habe von Wein keine große Ahnung – zumal mein Geschmackssinn noch nicht vollständig zurückgekehrt ist –, aber Karla sagt etwas Lobendes über die Traube. Ich komme bald auf die Kinder zu sprechen und erwähne, wie schön ich es finde, dass Julia und Karlas Tochter sich so gut verstehen. Und wie froh ich darüber bin, dass Julia gesund ist. Jetzt schaut Karla etwas irritiert. Ich lasse mich nicht abbringen und komme ohne weiteres Zögern zur Sache: »Almut und ich sind HIV-positiv. Aber mach dir keine Sorgen, die Kinder sind gesund, sie waren schon geboren, als wir uns infiziert haben.« Dann erzähle ich die Geschichte in Kurzform.

Karla hört zu und unterbricht mich nicht. Sie ist vollkommen still. Ich stelle fest, dass die Atmosphäre vollkommen anders ist als bei meinen Gesprächen mit Horst und Christa. Karla nestelt an den Ärmeln ihres Pullis, schaut mich an und sagt leise: »Oh Gott, Dieter.« Und danach noch etwas, was so leise ist, dass ich es nicht verstehe. Plötzlich mache ich mir Sorgen. Ich sage: »Karla, bitte erzähl das nicht den Kindern, die dürfen das auf keinen Fall erfahren.« Die Mutter von Julias Freundin nickt und steht auf. Als ich mich ebenfalls erhebe, kommt sie auf mich zu und nimmt mich in den Arm. Dann sagt sie: »Ich muss jetzt los.« An der Tür schaue ich ihr und Dorothee nach. Ich habe ein merkwürdiges Gefühl.

Am nächsten Nachmittag klingelt das Telefon. Es ist Karla. Sie wirkt verlegen und druckst herum: »Ich weiß, das klingt jetzt bestimmt bescheuert …« Dann redet sie weiter: »Aber ist Julia wirklich nicht infiziert? Ich weiß ja nicht, was Julia und Dorothee so zusammen machen und wenn Julia Aids hätte …« Sie hält nochmals inne und sagt dann: »Könnt ihr mir das schriftlich geben, dass Julia gesund ist?«

Ich schlucke. Damit hatte ich nicht gerechnet. Oder doch? Ich frage mich: Wie würde ich reagieren, wäre ich gesund und

Karlas Tochter, die mit meiner Tochter regelmäßig spielt, wäre *möglicherweise* infiziert. Würde ich mich nicht ganz genauso verhalten? Szenarien im Kopf entwerfen, in denen ihre und meine Tochter sich beim Spielen verletzen und ihre blutenden Wunden zufällig miteinander in Berührung kommen? Würde ich dann nicht auch wissen wollen, ob Dorothee gesund ist? Ich kann es nicht sagen, mich nicht mehr so weit in Gesunde hineinversetzen. Aber ich verstehe den Löweninstinkt, der Menschen ihre Brut beschützen lässt, und dass der manchmal irrationale Blüten treiben kann. Und ich will natürlich auch nicht, dass Dorothee nun nicht mehr mit Julia spielen darf. Darum sage ich nach einer Schrecksekunde: »Ich kann dir den Zettel mit dem Ergebnis von Julias HIV-Test zeigen.« Karla sagt: »Das wäre nett.«

Das Erlebnis mit Karla stößt mich vor den Kopf. Aber es macht mich auch trotzig und neugierig. Wie kommt es, dass die Menschen so unterschiedlich reagieren, wenn sie von unserem Schicksal erfahren? Jetzt, denke ich, muss ich es Mama endlich sagen. Ich will nicht, dass meine Mutter erst von der Infektion erfährt, wenn bei Almut oder mir Aids bereits ausgebrochen ist. Ich nehme mir vor, die nächste Gelegenheit zu ergreifen. Einige Wochen später, es ist Herbst und alle Bäume sind bunt, als stünden sie in Flammen, fahren wir mit den Kindern zu meiner Mutter und Reinhold. Als mein Stiefvater nach dem Kaffeekränzchen zum obligatorischen Waldspaziergang aufruft und meine Mutter wie immer sagt, sie bliebe zu Hause und bereite schon einmal alles fürs Abendessen vor, winke auch ich ab und schütze eine Zerrung in der Wade vor. Almut, Reinhold und die Kinder ziehen ab, um im Wald Kastanien und Eicheln zum Weihnachtsbasteln und für die Wildfütterung zu sammeln. Ich weiß, das wird einige Zeit in Anspruch nehmen. Ich sage: »Mama, ich muss dir was erzählen. Setz dich mal bitte hierher.« Ich biete ihr einen Stuhl in ihrer eigenen kleinen Küche an und sie lässt sich mit fragendem Blick darauf nieder. Dann lauscht sie. Und

lauscht. Ab und zu sagt sie: »Ach, Dieter.« Sie wischt sich mit
ihrem Stoff-Taschentuch immer wieder über die Nase. Ich weiß,
dass meine Mutter schon viel Schlimmes in ihrem Leben gehört
und durchgemacht hat. Ich weiß, dass sie das hier verkraftet.
Als ich fertig bin, sind ihre Augen rot und voller Tränen. Dann
sagt sie: »Dass mir das jetzt auch noch passieren muss!«

10. Kapitel

INTERVIEW MIT EINEM VIRUS

Bundeswehrübungsplatz Kampftruppenschule, Hammelburg 1967

Wir üben *Häuserkampf* im seit Langem verlassenen Dorf Bonn-land, das nur für solche Übungen auf dem großen Trainingsareal der Bundeswehr genutzt wird. Ich bin neunzehn Jahre alt und wie so oft habe ich keine Lust auf diesen Bundeswehr-Unsinn hier, aber ich muss ja nun mal. Den Wehrdienst zu verweigern ist etwas, was erst nach der Friedensbewegung in Mode kommen wird. Als sportlicher und gesunder junger Mann hatte ich nicht den Hauch einer Chance auf die Einstufung »untauglich«. Also bin ich hier und träume vom Wochenende, wenn ich endlich wieder nach Hause kann. Von einer Party mit meinen Kumpels im *Treffpunkt* und der schönen Inge, für die ich heimlich schwärme.

Jetzt bekomme ich den Befehl, mit zwei Kameraden in die oberen Räume eines verlassenen Hauses zu stürmen. Als ich gerade auf dem Flur in der ersten Etage angelangt bin, explodiert etwas. Der Blitz dauert nur Sekundenbruchteile, ich werde zu Boden gedrückt. Überall ist Staub und ich muss husten. Ganz klar, eine DM12, eine der Übungshandgranaten, muss ganz in meiner Nähe hochgegangen sein. Ein Unfall. Sofort die Erleichterung: Nichts ist passiert. Niemand ist verletzt. Auch ich blute nicht, alles ist noch dran, ein Glück. Doch dann, als ich aufstehen will, falle ich wieder. Ich versuche es erneut und taumele. Meine Ohren pfeifen, alle anderen Geräusche sind gefiltert wie durch eine dicke Wattewand. Ich kann nicht gehen, fühle mich wie betrunken, obwohl ich stocknüchtern bin. Wieder falle ich. Was ist das? Die Kameraden laufen zu mir, auch mein Freund

117

Horst ist dabei. Er sagt: »Dieter, mach keinen Scheiß.« Kurz darauf werde ich ins Zentrallazarett geflogen.

Die Diagnose, die mir dort gestellt wird, ist erst mal nicht dramatisch: Durch den enormen Knall bei der Explosion habe ich einen Tinnitus durch ein sogenanntes Knalltrauma erlitten. Unter dem Stahlhelm hatte sich der Knall derart ausgebreitet, als hätte ich unter einer Glocke gestanden, die zum letzten Gebet ruft. Darum die Ohrgeräusche und darum auch die Gleichgewichtsstörungen, denn der Gleichgewichtssinn ist an das Ohr gekoppelt. »Wann kann ich wieder normal gehen?«, frage ich den Lazarett-Arzt und er antwortet: »Sehr bald, das Gehirn passt sich an die neue Situation an – das ist so, als wenn Sie von einem Schiff an Land kommen und erst einmal das Gefühl haben, dass die Erde schwankt. Das gibt sich.« Das, denke ich, klingt ja schon mal gut. »Und wann geht endlich dieses Pfeifen weg?«, frage ich. Jetzt schaut der Doktor ernster: »Ich fürchte, Sie werden lernen müssen, damit zu leben.« Na toll!

Doch in der Therapie bringt man mir eine geniale Technik bei: Der Arzt erklärt mir, dass ich das Ohrgeräusch zwar nicht loswerde, aber trotzdem gut damit klarkommen könne, wenn ich ein paar Dinge beachte. Das Ziel ist es, sich den Tinnitus zum Freund zu machen, das Geräusch darf mich nicht mehr erschrecken. Dazu muss ich es zunächst akzeptieren. Es ist nun einmal da, ich kann nichts daran ändern. Auch keine OP der Welt kann das. Aber was ich tun kann, ist, das Geräusch so gut kennenzulernen wie möglich. Im nächsten Schritt baue ich das Pfeifen in schöne Situationen ein, um ihm damit den Schrecken zu nehmen. Ich lerne also zum Beispiel, den Tinnitus in Musik zu integrieren und nach und nach zu vergessen. Mein Gehirn filtert das Geräusch einfach raus, weil es bekannt ist. Das ist so ähnlich wie bei einem Hund, der beim lautesten Krach schlafen kann. Aber das funktioniert nur dann, wenn er den Krach kennt – sobald aber nur ein winziges Rascheln dabei ist, das er noch nie gehört hat, schreckt er auf. Mit dieser Technik gelingt es mir, den Tinnitus zum Teil wochenlang nicht wahrzunehmen.

Knapp 30 Jahre später

Ich bin zur Reha in Bad Münder. Hier begegne ich unerwartet der Technik wieder, die mir damals nach meinem Bundeswehrunfall geholfen hatte. Die Klinik in Bad Münder verfolgt außer dem schulmedizinischen auch einen ganzheitlichen Ansatz. Neben den konventionellen Behandlungen stehen Meditation und Kunsttherapie auf dem Programm und ich werde psychologisch betreut. Statt mich Bäume zeichnen zu lassen – wie damals der alberne Berater vom Jugendamt –, erklärt mir die Psychologin in einer der ersten Sitzungen: »Egal, woran Sie leiden, Sie müssen sich mit Ihrer Krankheit und deren Symptomen vertraut machen. Machen Sie Ihren ›Mitbewohner‹ zu Ihrem Partner.«

Sie erläutert, dass man jede Krankheit am wirkungsvollsten bekämpft, indem man sie zunächst akzeptiert, anstatt mit aller Kraft dagegen anzugehen. Sie vergleicht das mit jemandem, der einen asiatischen Kampfsport ausübt: Statt die eigene Energie zu verpulvern, dadurch, dass man sich mit aller Macht gegen den Feind aufbäumt, weicht man geschickt aus und lässt den Angriff ins Leere laufen. Man rollt sich ab und antizipiert, was das Gegenüber als Nächstes tun wird – und nutzt dessen Angriffsmoment zum eigenen Vorteil. Und das funktioniere immer gleich, ganz egal, ob der »Gegner« ein Tinnitus, ein Virus, Schmerz oder Krebs sei. Oder eben ein Karatekämpfer.

Ich höre interessiert zu und auf einmal fällt mir auf: Ohne groß darüber nachzudenken, bin ich meinem Virus schon die ganze Zeit auf ähnliche Weise begegnet. Von Anfang an hatte ich mit dem Mistkerl gesprochen. Habe ihm in meinem Kopf Vorträge gehalten. Während des Staubsaugens. Beim Einkaufen. Unter der Dusche. Manchmal habe ich auch laut geredet, wenn mich keiner hören konnte. Ich habe gesagt: »Hör zu, Kumpel, du hast dir mit mir kein Weichei ausgesucht. Überleg dir also gut, was du tust. Wenn ich ins Gras beiße, ist es mit dir auch finito.«

Manchmal kam ich mir dabei albern vor, aber trotzdem haben sich diese Zwiegespräche immer gut angefühlt. Ich war von Anfang an fest entschlossen, meinen unsichtbaren Feind nicht gewinnen zu lassen. Es war ein bisschen wie in Jürgen von der Lippes Song, in dem er singt: »Guten Morgen, liebe Sorgen, seid ihr auch schon alle da? Habt ihr auch so gut geschlafen? Na, dann ist ja alles klar!« Den Text müsste man in meinem Fall nur ändern in »Guten Morgen, liebes Virus …« Wir reden und wir schlagen uns. Ich mag das Virus nicht, ganz und gar nicht, aber wenn ich gegen es verliere, verliere ich mein Leben. Also muss ich an ihm dranbleiben und es in Schach halten.

In Bad Münder erfahre ich nun also, dass ich die ganze Zeit genau das Richtige gemacht hatte. Instinktiv hatte ich mich wohl an die Technik erinnert, die ich vor langer Zeit wegen meiner Ohrgeräusche erlernt hatte. Vielleicht hatte mir ja der Tinnitus auf diese Weise sogar bisher das Leben gerettet.

Doch die Psychologin geht noch weiter. Sie fragt mich mit ihrem entzückenden französischen Akzent, wofür ich im Augenblick am dringendsten Linderung benötige. Da brauche ich nicht lange zu überlegen. Wegen des Krebses habe ich oft noch starke Schmerzen. Das Einzige, was dann hilft, ist Morphium – und auf Dauer ist das nun mal keine Lösung. Also sage ich: »Ich will von diesen heftigen Schmerzmitteln runter.« Dann sagt sie: »Gut, wenn Sie damit einverstanden sind, dann werde ich Sie jetzt hypnotisieren.«

Oje, Hypnose! Mir fallen die Plakate ein, die ich als Kind manchmal gesehen habe und auf denen Hypnose-Spektakel in der Herforder Stadthalle angekündigt waren: Damals galt Hypnose als Hokuspokus fahrender Künstler, die Leute dazu brachten, vor Publikum alberne Kunststückchen zu vollführen. Etwa, ein rohes Ei auf der Nasenspitze zu balancieren. Auf der anderen Seite hatte ich auch von Leuten gehört, die mittels Hypnose das Rauchen aufgegeben oder sich von Flugangst befreit hatten. Ich bin also mehr als skeptisch, aber auch bereit, alles für meine Genesung zu tun. Darum erkläre ich mich mit einem Versuch einverstanden, außerdem sind die Schmerzen gerade in diesem Moment sehr präsent – eine gute Voraussetzung, um herauszufinden, ob an der Sache etwas dran ist.

Die Therapeutin fordert mich auf, mich so bequem wie möglich hinzusetzen. Dann sieht sie mir fest in die Augen. Ich soll mir vorstellen, wie ein Licht meinen Körper durchströmt, ein »goldener Schein«, wie sie es nennt, der erst auf einer Seite des Körpers von den Füßen bis zum Scheitel heraufsteigt, dann auf der anderen Seite wieder herunter. Anschließend wieder von vorn. Erst mal passiert gar nichts. Ich stelle nur fest, dass die Therapeutin sehr schöne Augen mit langen dunklen Wimpern hat. Doch ich will ein Patient sein, der mitarbeitet, und zwinge mich, mir so gut es geht alles vorzustellen, was sie mir zuflüstert. Und bin erstaunt. Es wirkt! Nach und nach entspanne ich mich vollkommen. Der »goldene Schein« verdrängt meine Schmerzen, ich fühle stattdessen ein sehr angenehmes Gefühl von Wärme, ein wunderschönes Kribbeln, überall in meinem Körper. Der Raum, in dem ich sitze, driftet weg, ich schlafe, ohne zu schlafen, und fühle mich, als ob ich schwebe. Daran könnte ich mich gewöhnen. Doch plötzlich höre ich von irgendwoher wieder die Stimme der Psychologin: »Herr Niemeyer? Kommen Sie bitte wieder zu mir!« Ich fühle mich, als würde ein fernes Weckerklingeln unsanft einen schönen Traum unterbrechen, und sage: »Nein, ich will noch nicht aufwachen.« Doch es ist schon zu spät, die Welt hat mich bereits wieder. Und die Schmerzen, die gerade komplett verschwunden waren, kehren mit Wucht zurück: Aua!

Ich bin weit davon entfernt, im Wallegewand herumzulaufen, bei Vollmond Mistelzweige zu schneiden und rechtsdrehendes Mineralwasser zu trinken. Ich bin alles andere als esoterisch und ich halte die Schulmedizin für unverzichtbar: Ohne Operation hätte ich gegen den Krebs keine Chance gehabt, und ohne hochwirksame Medikamente hätte mich HIV schon vor Jahren dahingerafft.

Aber spätestens diese Erfahrungen überzeugen mich davon, dass die Psyche eine wichtige Rolle spielt und dass an vielen alternativen Therapiemethoden eine Menge dran ist. Ich habe davon gelesen, dass Krebs oft mit Rückzug oder zumindest Verlangsamung auf positives Denken reagiert. Ich habe von Fällen gehört, in denen Menschen Leukämie oder Tumoren nicht nur durch die Chemotherapie, sondern auch dadurch besiegt haben, dass sie sich täglich vorgestellt haben, wie ihre Abwehrzellen wie fleißige Ameisenarmeen den Krebs nach und nach abtragen und vernichten. Verwunderlich finde ich das nicht. Und ich finde, es ist nur logisch, dass auch das Immunsystem eines HIV-Infizierten auf optimistische Gedanken reagiert, auf Entspannung und, ganz schlicht, auf Spaß.

In derselben Reha mache ich Bekanntschaft mit Meditation und Akupunktur. Ich weiß nicht, welche dieser ganzen Methoden am meisten bringt, aber ich kann meine Schmerzmittel nach und nach verringern, auch in puncto HIV leide ich auf einmal weniger unter Nebenwirkungen der Medikamente. Vielleicht ist das ein Placebo-Effekt, aber das ist mir egal: Hauptsache, es wirkt. Sehr gute Erfahrungen mache ich auch mit der Kunsttherapie: Ich hatte in der Schule in Kunst immer eine miese Note – jetzt bin ich auf einmal Künstler! Die Kunsttherapeutin in Bad Münder erklärt, dass ich den Schmerz aus dem Körper erst in den Pinsel und dann auf die Leinwand fließen lassen soll. Auch das hört sich gewöhnungsbedürftig an und ich halte es kaum für möglich, aber es funktioniert! Die Bilder, die ich male, sind groß, sehr bunt und sehr abstrakt. Bestimmt keine zweiten van Goghs, aber ich mag sie. Es ist mir nämlich wesentlich lieber, wenn die schlimmen Schmerzen mit der Acrylfarbe auf der Leinwand kleben, als wenn sie meinen Körper plagen.

Langsam begreife ich, dass das, was ich tagtäglich denke und wie ich mich um meine Seele kümmere, mindestens so wichtig ist wie die Tabletten, die ich einnehme. Meine Lebenseinstellung ist wichtig und mein Glauben daran, dass ich es schaffe. Wer den Mut verliert, überlebt nicht lange, sondern überlässt dem unsichtbaren Feind das Feld. Früher hätte ich all diese Ansätze immer für Humbug gehalten, aber meine Krankheiten haben mich Demut gelehrt. Ich bin offen für alles und probiere erst mal aus, bevor ich urteile. Das Schlimmste, was passieren kann, ist, dass es nicht wirkt. Außer dem Schmerz habe ich nichts zu verlieren, aber eine Menge zu gewinnen: ein lebenswertes Leben.

Zurück zu Hause habe ich dann allerdings eine zufällige Begegnung, die meine Seele dauerhaft noch besser ins Lot bringt als alle alternativen Therapien zusammen. Es passiert, als ich wie so oft im Tierladen stehe, um Futter für Julias Goldhamster zu besorgen. Julia und Christoph haben, wie die meisten Kinder, immer wieder Hamster und Meerschweinchen, denn Almut und ich finden es wichtig, dass sie lernen, Verantwortung zu übernehmen.

Als ich so geduldig in der Schlange an der Kasse warte, dreht sich die Dame vor mir plötzlich um und ich blicke in ein Paar wunderschöne dunkelbraune Augen – ich bin sofort verliebt. Auch die Dame, die den winzigen Rauhaardackel auf dem Arm hat, sieht nicht schlecht aus, aber gegen den Kleinen hat sie keine Chance: Er sieht mich, leckt mir die Finger ab und kann sich kaum beruhigen.

Und ich denke: Jawohl! Ein Hund muss her! Endlich nicht mehr so kurzlebiges Kleingetier im Haus. Die ewigen Beerdigungen im Garten nerven, ebenso die Trauer danach. Ich frage die Besitzerin des Süßen, woher sie ihn hat, und erhalte die Telefonnummer einer Züchterin in Bremen. Im September 1997 ist es dann so weit: Das Rauhaardackel-Paar Rübe von Isegrimms und Nino vom Langen Jammer werden Eltern von einer Handvoll Welpen, die mindestens genauso süß sind wie der Kleine, den ich im Tierladen gesehen habe. Die Hündchen müssen zunächst noch bei ihrer Mama bleiben, aber einmal die Woche fahren wir jetzt mit der ganzen Familie hin, um unseren Auserwählten schon einmal an uns zu gewöhnen: Mumpitz von Isegrimms Erben.

Am zweiten Oktober zieht Mumpitz bei uns ein. Das Timing ist perfekt, denn gerade hat Julias Hamster im biblischen Alter von knapp drei Jahren das Zeitliche gesegnet – die Trauer hält sich nun dank Mumpitz in Grenzen. Doch noch viel mehr als meine Kinder habe ich von dem Kleinen: Er ist mein Kumpel. Und zwar einer, der mich nicht nur bei Wind und Wetter vor die Tür zwingt, sondern einer, der mir bis heute immer wieder ein Lächeln aufs Gesicht zaubert. Egal, wie dreckig es mir gerade geht.

11. Kapitel

DER KAMPF GEHT IN DIE NÄCHSTE RUNDE

Ah, wie das duftet! Mir steigt beim Öffnen der Haustür ein wunderbares Kaffeearoma in die Nase. Klein-Mumpitz und ich waren über eine Stunde im Teufelsmoor unterwegs. In der Küche steht ein Teller mit frischem Apfelkuchen und ein Schälchen Sahne. Hervorragend, das ist jetzt genau das Richtige! Ich strecke die Hand aus, doch noch bevor ich mir den Teller heranziehen kann, stürmt Almut in die Küche: »Finger weg vom Kuchen! Der ist für Herrn Radermacher.« Dann küsst sie mich auf die Wange und fügt entschuldigend hinzu: »Tut mir leid, ich wusste gar nicht, dass du wieder Apfelkuchen isst, sonst hätte ich dir auch ein Stück mitgebracht.« In dem Moment klingelt es auch schon und Almut fliegt zur Tür. Draußen steht Herr Radermacher, wie immer in seinem grünen Trachtenjanker.

Der Berater von der Berufsgenossenschaft besucht meine Frau alle paar Monate, um mit ihr weitere mögliche Maßnahmen ihrer HIV-Therapie zu besprechen. Maßnahmen, die ihr zugestanden werden, aber von denen ich bisher nur träumen kann. Ich bin ja nur der »mittelbar infizierte« Anhang. Für mich ist Herr Radermacher in den letzten Jahren zum Symbol für die Zwei-Klassen-Gesellschaft in unserem Haushalt geworden. Jetzt eilt Almut gefolgt von ihrem hohen Besuch ins Wohnzimmer. Auf einem Tablett lässt sie den für mich verbotenen Kuchen, die Sahne und den Kaffee an mir vorbeischweben. Die beiden nehmen am Tisch Platz und der Mann von der Berufsgenossenschaft zieht sofort sehr geschäftig einen Klarsichthefter mit Unterlagen aus seiner Aktentasche.

Ich vibriere regelrecht, so wütend bin ich. Dann kippe ich mir in der Küche den Rest Kaffee, der noch in der Maschine dümpelt, in eine Tasse und setze mich ebenfalls ins Wohnzimmer auf die Couch. Dort blättere ich demonstrativ in der Programmzeitschrift und gebe vor, nicht zu merken, dass mich die beiden anschauen. Eine Weile ist es völlig ruhig, nur das Geräusch meines Blätterns in der Zeitschrift ist zu hören. Irgendwann räuspert sich Herr Radermacher und sagt: »Entschuldigung, Herr Niemeyer, der Inhalt meines Gesprächs mit Ihrer Frau ist leider vertraulich. Würde es Ihnen etwas ausmachen, wenn Sie uns für einen Moment allein lassen?«

Das ist mein Stichwort. Ich pfeffere die Tasse so fest auf den Tisch, dass sie überschwappt: »Ja, es macht mir etwas aus, wenn Sie es genau wissen wollen, Herr Radermacher!« Bremsen ist jetzt vollkommen unmöglich, ich poltere weiter: »Können Sie und Ihr lächerlicher Verein es mir bitte endlich schriftlich geben, warum mein Leid weniger wert ist als das meiner Frau? Warum ich mit der identischen Krankheit von Ihnen ignoriert werde? Obwohl ich mich bei meiner Frau angesteckt habe? Ich möchte es bitte schwarz auf weiß haben, warum ich hier als Kollateralschaden abgekanzelt werde. Geht das?«

Der Berater ist kreidebleich geworden, nickt aber und notiert sich etwas. Dann sagt er leise: »Ich werde Ihre ... äh ... Bitte ... an meine Vorgesetzten weiterleiten. Sie bekommen dann Bescheid.«

Ich nicke. »Gut, ich bin gespannt.« Dann verlasse ich, gefolgt von Dackel Mumpitz, das Zimmer. Wenigstens einer, der zu mir hält.

So wie es aussieht, habe ich Ende 1997 den Kampf gegen den Krebs – vorläufig – gewonnen. Zwar muss ich weiterhin zur Nachsorge wegen der Strahlenschäden im Mund, am Kiefer und an den verbliebenen Lymphknoten. Aber ich fühle mich körperlich immer besser, sogar mein Geschmackssinn ist fast vollständig zurückgekehrt. Ich kann nach und nach viele Lebensmittel wieder genießen, auf die ich lange verzichtet habe – auch Apfelkuchen, wenn ich ihn denn bekomme. Dafür bin ich mehr als dankbar, schließlich liebe ich gutes Essen und bin ein leidenschaftlicher Koch. Nur mit scharfen Gewürzen und größeren Mengen Knoblauch muss ich noch vorsichtig sein. Ich habe auch inzwischen Zahnersatz für die durch die Bestrahlung ausgefallenen Zähne bekommen und darf Mus und Brei endlich Adieu sagen. Nur so richtig knackige Nahrungsmittel wie Knäckebrot oder knusprige Pizza kann ich trotzdem nicht gut beißen – aber das ist zu verschmerzen.

Die Zwei-Klassen-Behandlung ist es allerdings nicht. Denn je besser es mir geht, umso weniger werde ich abgelenkt davon, dass meine HIV-Infektion von Krankenkasse und Genossenschaft noch immer nicht als gleichwertig mit Almuts Infektion anerkannt wird. Und genau darum ist mir jetzt gerade auch der Kragen geplatzt. Ich weiß zwar, dass ich mir wegen meines Wutausbruchs von Almut später eine Standpauke anhören werden muss. Und mir ist auch klar, dass Herr Radermacher die falsche Adresse für meinen Frust ist, denn er hat sich die Regeln nicht ausgedacht und macht nur seinen Job. Trotzdem bin ich froh, dass ich endlich etwas gesagt habe. Denn nur, wenn ich schriftlich vorliegen habe, dass – und warum – ich nicht die gleiche Behandlung wie Almut erfahre, kann ich etwas unternehmen.

Die Antwort auf meine mündliche Beschwerde lässt nun Monate auf sich warten, ich habe schon die Vermutung, dass Herr Radermacher doch nichts weitergegeben hat. Doch im Februar 1998 bekomme ich endlich einen Brief, in dem mir die zuständige Berufsgenossenschaft knapp mitteilt, dass meine Forderung nach Entschädigungsleistung abgewiesen wird. Dass ich kein Geld bekomme ist nur die eine Seite der Medaille. Was viel gravierender ist: Diese Zurückweisung bedeutet auch, dass ich keinen Anspruch auf die bessere und durch die Berufsgenossenschaft bezahlte Behandlung habe, die Almut genießt.

Bis zum letzten Besuch von Herrn Radermacher habe ich alle Ungerechtigkeiten ohne Murren hingenommen. Oder besser gesagt: Ich habe sie hinnehmen müssen, denn während meiner Krebserkrankung hätte ich einfach nicht die Energie gehabt, irgendetwas dagegen zu unternehmen.

Doch mit der vornehmen Zurückhaltung ist jetzt Schluss! Ich grabe das Kriegsbeil aus und richte mir im Keller unseres Hauses in der Luisenstraße eine Kommandozentrale ein: ein unterirdisches Büro. Ich glaube, Almut belächelt das heimlich, aber ich fühle mich wie Robin Hood. Ich bin auf einer Mission. Ich bin der Rächer der Entrechteten. Derjenige, der für alle »mittelbar Geschädigten« in den Kampf zieht. Denn wenn ich Erfolg habe, wird sich das auch auf andere Fälle positiv auswirken. Hier im Keller durchforste ich ab sofort das Internet zum Thema HIV. Hier informiere ich mich über die Rechtslage, hier suche ich nach ähnlichen Schicksalen. Hier lege ich dicke Ordner mit den Informationen an, die ich zusammentrage und ausdrucke. Und hier recherchiere ich, wer mich wirkungsvoll bei meinem Widerstand unterstützen kann.

Der erste logische Schritt meines Feldzugs gegen die Ungleichbehandlung liegt schon mal auf der Hand: Ich lege bei der Berufsgenossenschaft Widerspruch ein. Das Virus muss ich akzeptieren, aber die Ungerechtigkeit will ich nicht hinnehmen – ich will endlich recht bekommen und erkläre das mit sofortiger Wirkung zu einer zentralen Aufgabe in meinem Leben.

Almut ist – auf Anraten der Berufsgenossenschaft – zum 1. Januar von Bremen nach Hamburg zum »Institut für Interdisziplinäre Medizin«, kurz IFI, gewechselt. Ein Schwerpunkt des IFI im Allgemeinen Krankenhaus St. Georg ist Infektiologie, also Infektionskrankheiten. In diesem Bereich ist es nicht nur eines der fortschrittlichsten Institute in Deutschland, es hat auch international einen hervorragenden Ruf in der HIV- und Aids-Behandlung. Natürlich will auch ich dorthin, zumal unser Bremer Arzt Dr. Wedekind sich immer mehr von seinen bisherigen Spezialgebieten – HIV und Krebs – abwendet und sich stattdessen der TCM, der Traditionellen Chinesischen Medizin, verschreibt. Ich habe nichts gegen TCM und natürlich bleibt Dr. Wedekind trotzdem ein guter Arzt mit viel Erfahrung. Aber es fühlt sich einfach besser an, wenn die eigene Erkrankung nicht nur ein Randgebiet des ärztlichen Interesses unter »ferner liefen« ist. Außerdem geht es mir auch ums Prinzip: Ich möchte schlicht und einfach die gleiche Behandlung wie meine Ehefrau bekommen. Punkt!

Der nächste Schritt meines Widerstandes: Ende März schließe ich mich dem Sozialverband Reichsbund an. Das ist ein Verein, der sich für die Rechte behinderter oder kranker Menschen einsetzt, indem er Rentenansprüche regelt und für seine Mitglieder kostenlosen Rechtsbeistand bietet. Im Sommer – am 14. Juli – wird mein Widerspruch gegen den frechen Februar-Bescheid von der Berufsgenossenschaft abgelehnt. Mithilfe des Reichsbunds lege ich nun unverzüglich Klage beim Sozialgericht Stade ein – und mache mich wieder auf eine mehrmonatige Wartezeit gefasst.

Das IFI-Institut liegt in St. Georg, nicht weit vom Hamburger Hauptbahnhof entfernt, ich kann von dort problemlos zu Fuß gehen. Es ist ein schöner Weg, zwischen alten hanseatischen Kaufmannshäusern Richtung Außenalster. Die Gänge des Instituts sind blank gewienert, an den Wänden hängen gerahmte Drucke. Als ich jetzt daran vorbeigehe, steigt in mir ein verhaltenes Gefühl des Triumphs auf. Ich habe mich für Anarchie entschieden und habe mir bei Dr. Wedekind eine Überweisung nach Hamburg besorgt, nachdem ich ihm die Situation geschildert hatte. Ich bin mir nicht sicher, ob Dr. Wedekind sich durch meinen Wunsch, von jemand anders behandelt zu werden, vor den Kopf gestoßen gefühlt hat, aber immerhin hat er sich nicht quergestellt. Außerdem bleibt er ja offiziell mein behandelnder Arzt. Hamburg ist mit dem Zug gut eine Stunde von Bremen entfernt. Eine Fahrt – hin und zurück – mit dem Intercity kostet über 60 Mark. Das ist eine teure Angelegenheit, denn nur Almuts Fahrtkosten werden von der Berufsgenossenschaft übernommen, meine nicht. Aber meine Gesundheit ist es uns wert. Ich muss »uns« sagen, denn nach wie vor ist Almut diejenige, die das Geld in unserer Familie nach Hause bringt.

Um halb neun gehöre ich zu den ersten Patienten. Der Arzt stellt sich als Dr. Stoehr vor und sagt: »Ich habe schon viel von Ihnen gehört, Herr Niemeyer. Schön, dass Sie jetzt auch bei uns sind.« Wie damals beim ersten Besuch bei Dr. Wedekind fühle ich mich vom ersten Moment an wohl. Dr. Stoehr ist etwas jünger als ich, hat grau meliertes kurzes Haar, und sein Blick hinter der feinrandigen Brille ist interessiert und wach. Nachdem Dr. Stoehr mich ausführlich zu meiner Krankengeschichte befragt hat, geht es zur Blutentnahme. Die Helferin ist freundlich. Zunächst muss ich in einem Zimmer von etwa vier Quadratmetern warten, die Tür zum Labor ist geöffnet, drinnen sehe ich zwei komfortable Liegestühle. Als ich an der Reihe bin, mich auf einen davon zu legen, werde ich freundlich gefragt: »Herr Niemeyer, lieber links oder rechts?« Anschließend wird die Stelle am Arm für den Einstich desinfiziert – und dann geht es auch schon los. Statt der dicken Blutentnahme-Kanülen, die ich von Dr. Wedekind kenne, verwendet man hier kleine ›Butterfly‹-Röhrchen, die mit ein bisschen Fantasie aussehen wie ein filigraner Schmetterling aus Glas.

Zehn solcher Röhrchen werden gefüllt, der Plastikbecher, in den die Arzthelferin die beschrifteten Kanülen legt, ist anschließend bis obenhin gefüllt. Ich bin beeindruckt, bei Dr. Wedekind waren es maximal vier. Allein das zeigt, wie viele unterschiedliche Untersuchungen hier gemacht werden. Zum Schluss muss ich die Stelle mit einem Wattepad abdrücken und bekomme ein Pflaster. Dann darf ich nach Hause.

Die Ärzte am IFI möchten den Patienten so gut es geht helfen – aber darüber hinaus sind sie auch passionierte Forscher, die mehr wissen wollen. Dr. Stoehr diskutiert mit mir nicht nur meine Blutwerte, sondern bei fast jedem Besuch berichtet er mir von einem Kongress oder einer Tagung. Er ist immer unmittelbar informiert, wenn irgendwo auf der Welt irgendetwas Neues zu HIV herausgefunden wurde. Wenn ich in der Zeitung etwas von einem »neuen Durchbruch in der HIV-Forschung« lese, kann ich davon ausgehen, dass das für meinen Arzt in Hamburg längst ein alter Hut ist.

Darum traue ich mich auch, etwas anzusprechen, was mir schon lange im Kopf herumspukt. »Darf ich Sie mal etwas ganz Blödes fragen?«, erkundige ich mich, als ich Dr. Stoehr nach der Blutentnahme mal wieder in seinem Büro gegenübersitze. Der Doktor grinst amüsiert: »Sie wissen doch: Es gibt keine blöden Fragen, es gibt nur blöde Antworten. Also nur zu!«

Ich bin etwas verlegen: »Es klingt vielleicht komisch, aber könnte es sein, dass mein Krebs etwas mit meiner HIV-Infektion zu tun gehabt hat? Ich meine, wenn das Immunsystem geschwächt ist, kann es doch vielleicht sein, dass es auch Krebs nicht so gut abwehren kann. Und als ich Krebs bekommen habe, waren meine Werte wirklich nicht gut …«

Jetzt grinst mein Arzt nicht mehr, sondern schaut mich über seinen Schreibtisch hinweg nachdenklich an. »Das ist eine sehr interessante Frage, die Sie da stellen, Herr Niemeyer«, erwidert er. »Und zwar eine, die ich mir selbst schon viele Male gestellt habe. Sagen wir es so: Es gibt zwar im Moment keinen Weg, festzustellen, ob eine HIV-Infektion tatsächlich Krebs begünstigt. Aber ich habe die starke Vermutung, dass es einen Zusammen-

hang gibt.« Damit bestätigt mein Arzt nicht nur meine Über-
legungen, sondern einmal mehr fühle ich mich bei ihm in den
richtigen Händen: Mir ist ein Arzt, der sich traut, auch mal quer-
zudenken und etwas infrage zu stellen, wesentlich lieber als einer, der sich immer nur auf bereits existierende Erkenntnisse
verlässt. Nur so kann es doch überhaupt so etwas wie Fortschritt
geben.

Ein Fortschritt, von dem ich bedauerlicherweise erst mal wenig habe. Denn selbst, wenn ich jetzt ebenfalls am IFI-Institut
Patient bin, eine gleiche Behandlung bedeutet das leider immer
noch nicht. Ich bekomme nicht die gleichen modernen Medikamente wie Almut – sondern immer die Generation davor. Außerdem muss ich jedes Rezept und jede Spezialuntersuchung
einzeln bei der Krankenkasse anerkennen lassen.

Almut ist auch die Erste von uns, bei der die sogenannten
Resistenzen geprüft werden. Bei einer solchen Resistenzprüfung
wird getestet, ob die verabreichten Arzneimittel überhaupt noch
wirken oder ob der Virus sich bereits daran angepasst hat. Hier
genau Bescheid zu wissen kann über Leben und Tod entscheiden. Aber auch, wenn die Folgen nicht so dramatisch sein müssen: In jedem Fall ermöglicht das Wissen um beginnende Resistenzen eine optimale Anpassung der Medikation.

Es gibt dabei zwei Tests, einen sogenannten genotypischen
und einen phänotypischen Resistenztest. Beide Tests prüfen
vollkommen unterschiedliche Resistenzen. Das heißt, es ist
wichtig, beide durchzuführen, andernfalls bleiben die Ergebnisse unvollständig. Im schlimmsten Fall kann es sein, dass eine
Resistenz unentdeckt bleibt und man daraufhin ein Medikament
bekommt, das nicht richtig wirken kann. Was mit ein bisschen
Pech dazu führt, dass die Viren sich schlagartig vermehren –
und dann war's das mit dem schönen Erdenleben.

Die genotypische Untersuchung kostet im Jahr 1998 gut
900 DM, die phänotypische – und noch genauere – Resistenzprü-

fung fast das Doppelte, weil der Test nur in wenigen Labors durchgeführt wird. Die Blutentnahmen, die am IFI gemacht werden, werden beispielsweise nach Antwerpen geschickt. Dr. Stoehr ist der Ansicht, dass es speziell in meinem Fall sehr wichtig ist, beide Tests durchzuführen, da ich in letzter Zeit auf meine Medikamente nicht mehr so reagiere, wie es wünschenswert wäre. Darum schreibt er mir ein Gutachten zur Vorlage bei der Krankenkasse.

An die Hamburg Münchener Versicherung

Betr. Heinz Dieter Niemeyer, geb. am 11.11.47

Antrag auf Kostenübernahme zur Durchführung eines Antivirogramms

Herr Niemeyer leidet an einer fortgeschrittenen HIV-Infektion (…). Trotz mehrfachen Wechsels der seit 6.96 durchgeführten antiretroviralen Therapie zeigt sich eine dauerhaft erhöhte Viruslast (…).

Wir können anhand der uns zur Verfügung stehenden Parameter (…) nicht erkennen, auf welche Medikamente seine Viren sensibel bzw. resistent sind.

Für die Planung der zukünftigen Therapie und somit auch für die Prognose von Herrn Niemeyer ist es erforderlich, dass eine genotypische **und** *phänotypische Resistenzbestimmung (…) durchgeführt wird.*

Die beiden Methoden (genotypisch und phänotypisch) ergänzen sich hinsichtlich ihrer Aussage. Die phänotypische Resistenzbestimmung wird in Europa zurzeit nur von VIRCO Central-

Virological-Laboratory in Antwerpen, Belgien als standardisierte Routineuntersuchung angeboten. Die Kosten für die Untersuchung belaufen sich auf DM 1.798,–. Einen Kostenvoranschlag legen wir der Anlage bei. Die genotypische Resistenzbestimmung, deren Ergebnis wir früher bekommen werden, wird im Labor Keeser/Arndt & Partner, Hamburg durchgeführt. Die Kosten hierfür betragen DM 920,–.

Da wir für die Planung der weiteren antiretroviralen Therapie die beschriebene Diagnostik dringend benötigen, bitten wir Sie um Übernahme der Kosten.

Wir möchten Sie sehr bitten, diesen Antrag möglichst zügig zu bearbeiten, und stehen Ihnen jederzeit für Fragen zur Verfügung.

Mit freundlichen Grüßen
Dr. med. A. Stoehr

Im Brief meines Arztes wird also ganz klar, dass es hier nicht um ein »Entweder-oder« geht. Stattdessen ist es eine medizinische Notwendigkeit, dass beide Tests gemacht werden, weil mein Leben möglicherweise davon abhängen kann. Aber – und das war eigentlich klar, denn es geht ja um Geld – die Hamburg Münchener Krankenkasse stellt sich taub. Das beweist der Brief, den ich ein paar Wochen später im Kasten habe.

An
Herrn Heinz-Dieter Niemeyer (…)
27711 Osterholz-Scharmbeck

Antrag auf Kostenübernahme eines Antivirogrammes

Sehr geehrter Herr Niemeyer,

das AKS St. Georg in Hamburg hatte für Sie einen Kosten-
übernahmeantrag für eine phänotypische und genotypische
Resistenzuntersuchung gestellt.

Da für beide Untersuchungen der Antrag gestellt wurde, war
zu entscheiden, welche der Untersuchungen zu unseren Lasten
abgerechnet werden kann.

Nach Rücksprache (…) werden wir die Kosten der genotypi-
schen Resistenzbestimmung bis zu DM 850,00 zzgl. 16 % MwSt.
übernehmen.

Wir wünschen Ihnen einen positiven Behandlungsverlauf.

Mit freundlichem Gruß
Ihre
Hamburg Münchener Krankenkasse
i. A. Rösner

Das ist in etwa so, als würde man einen Schwerverletzten im
Straßengraben verbluten lassen, weil irgendein weltfremder Bü-
rokrat mal festgelegt hat, dass zur Erste-Hilfe-Versorgung nur
Pflaster zugelassen sind. Und zwar mit der Begründung, dass
Verbände zu viel kosten. Dass so eine Regelung Leben kostet,
würde allerdings ziemlich schnell auffallen. Bei mir dauert dum-

merweise das Sterben länger, darum kommt die möglicherweise tödliche Konsequenz so einer Entscheidung nicht direkt zum Tragen.

Ich bekomme also nach Antrag den billigeren Test bewilligt, während Almuts Blut sofort ohne jegliche Hürden mit beiden Methoden untersucht worden war. Wäre ich privat versichert, sähe die Sache sicher noch einmal anders aus, aber ich bin ja als Hausmann über Almuts gesetzliche Krankenkasse mitversichert – und mit einer HIV-Infektion würde mich keine private Kasse der Welt aufnehmen.

Trotzdem bin ich mir bei allem Ärger in jedem Augenblick bewusst darüber, dass ich als HIV-Infizierter in einem Land wie Deutschland absolut privilegiert bin. Im Vergleich geht es mir geradezu hervorragend. Wäre ich in Afrika oder Asien zu Hause, lebte ich vermutlich nicht mal mehr. Je mehr Informationen ich in meiner Kommadozentrale im Keller zusammentrage, je mehr ich lese, umso größer wird der Groll über die Ungerechtigkeiten dieser Erde. Und umso größer wird der Wunsch, etwas zu tun. Nicht nur für mich selbst, auch für alle anderen HIV-Infizierten auf der Welt.

Warum bekommt nicht jeder Infizierte die gleiche Behandlung – wenn es sie doch gibt? Ist es nicht eine ethische Verpflichtung, Menschen in Not zu helfen mit allen zur Verfügung stehenden Mitteln? Eine Aids- und HIV-Behandlung ist kostspielig, klar. Aber Medikamente und die Behandlung müssten nicht so teuer sein, wie sie es derzeit sind. Die Rohstoffe und die Herstellung sind in der Regel sehr günstig – was teuer ist, ist allein die Forschung.

Aber da die Pharmaindustrie keine wohltätige Organisation ist, sondern nach knallharten marktwirtschaftlichen Prinzipien funktioniert, ist kaum zu erwarten, dass sich hier in absehbarer Zeit etwas ändern wird. Zunächst habe ich gedacht: Hier sind die Regierungen gefordert. Etwa, indem sie ein Gesetz entwickeln, dass lebensnotwendige Medikamente nicht zu astronomischen Preisen angeboten werden dürfen. Überteuerte Medikamente lassen zwar die Kassen der Pharmaunternehmen klingeln, versperren aber dem Großteil der Menschen auf der Welt den Zugang zu den Arzneien.

Doch dann habe ich weiter überlegt und bin zu dem Ergebnis gekommen, dass so ein gut gemeintes Gesetz einen Riesenhaken hätte! Denn greift ein Staat zu sehr in die Marktwirtschaft ein, verursacht er wiederum das nächste Problem: Dadurch wäre der Anreiz für die Industrie, die Forschung voranzutreiben, wesentlich geringer. Oder gar nicht mehr vorhanden. Die Pharmaindustrie würde dann statt HIV-Medikamenten vermutlich nur noch neue Anti-Falten-Mittel entwickeln, weil die sich gut verkaufen und ihr da wenigstens keiner reinreden kann. So eine Entwicklung wäre nicht nur Almuts und mein sicheres Todesurteil … Wie man es also auch dreht und wendet – irgendwas passt immer nicht. Über diese Mechanismen nachzudenken stimmt mich unfassbar traurig, denn sie zementieren die Zweiteilung der Welt in Reich und Arm einmal mehr.

Dr. Stoehr ist immer sehr interessiert daran, wie weit mein Kampf um Gleichbehandlung mit Almut gediehen ist. Ich erstatte ihm von Anfang an bereitwillig und detailliert Bericht. Er erfährt – nach Almut – als Erster von meiner Enttäuschung, als im November 1998 meine Klage beim Sozialgericht Stade abgewiesen wird und ich vor dem Landessozialgericht Celle in Berufung gehe. Ich berichte ihm auch davon, was mir von den entsprechenden Stellen – vom Sozialgericht in Stade bis zum Landessozialgericht in Celle – immer wieder als »Lösungsmöglichkeit« präsentiert wird. Man hat mir allen Ernstes vorgeschlagen: »Herr Niemeyer, Sie können Ihre Frau strafrechtlich verklagen, weil sie Sie mittelbar geschädigt hat!« Ich empfinde die Idee, die eigene Ehefrau vor den Strafrichter zerren zu sollen, als ungeheuerlich und geradezu unmoralisch – und außerdem ist die Sache obendrein relativ aussichtslos. Da Almut nämlich nachweislich keine Ahnung von ihrer HIV-Infektion hatte, als sie mich angesteckt hat, und sich auch zu keinem Zeitpunkt fahrlässig verhalten hat, würde kein Gericht der Welt mir recht geben, selbst wenn ich diesem Hinweis gefolgt wäre.

Und ehe ich mich versehe, rege ich mich in Stoehrs Besprechungszimmer im IFI mächtig auf.

Der Doktor hört sich meine detaillierten Ausführungen normalerweise immer geduldig an, doch diesmal meint er plötzlich: »Herr Niemeyer, Sie sollten sich wirklich überlegen, ob Sie damit weitermachen wollen. Sie machen sich doch kaputt.« Ich sehe seine sorgenvoll gerunzelte Stirn und weiß, dass er recht hat. Dieser ganze zermürbende Prozess setzt mir enorm zu. Aber aufgeben? Nein, das kommt für mich nicht infrage. Ich bin so weit gekommen, jetzt rudere ich nicht mehr zurück. Wieder zu Hause in meinem *Headquarter* setze ich meine Recherchen fort: Ich will wissen, was man machen kann, wenn alle Klagen erfolglos geblieben sind. Und ich werde fündig.

Statt auf meinen Arzt zu hören, strenge ich am 10. Dezember 1998 eine Petition beim Deutschen Bundestag an. Darin bitte ich nur um eins: darum, die gleiche Behandlung wie meine Ehefrau zu erfahren.

ICH MUSS EUCH ETWAS SAGEN

12. Kapitel

DAS WUNDER VON RITTERHUDE

Juli 1999

Mensch, ist das voll hier! Das ist ja fast, als würden hier die Stones auftreten. Wo soll ich denn da bitte parken? Ich manövriere meinen Wagen über den staubigen Parkplatz der gut bürgerlichen Gaststätte mit dem gar nicht gut bürgerlichen Namen *Circus Circus*. Schließlich, ganz hinten auf einem Grasstreifen, wo man eigentlich nicht stehen darf, finde ich Platz für den Golf. Wird schon keiner etwas sagen, ich stehe ja nicht im Weg. Im Laufschritt eile ich zur Eingangstür – ich bin schon spät dran und hetze auf die letzte Minute vor Beginn der Veranstaltung in den Saal.

Vorn sitzen fünf Parteifunktionäre auf einem Podium. Längs zur Bühne sind Tische fürs Publikum aufgebaut, die Besucher bestellen Bier und Hausmannskost. Auch hier finde ich nur noch ganz hinten einen Platz, aber das soll mir recht sein. Ich setze mich und ordere ein Alsterwasser und eine Bauernplatte mit zwei Spiegeleiern. Die Veranstaltung geht erst mal ziemlich langweilig damit los, dass ältere Parteimitglieder für ihre langjährige Parteimitgliedschaft geehrt werden. Vierzig Jahre SPD. Fünfzig Jahre SPD. Es werden kleine Reden gehalten und Urkunden verteilt. Danach geht es um Bundespolitik. Das ist ohne Zweifel interessanter, auch für mich als Nicht-SPD-Mitglied. Dennoch beginne ich langsam zu zweifeln, ob mein Ausflug hierher wirklich eine so brillante Idee gewesen ist …

Zu diesem Zeitpunkt hat meine Petition schon einige Stationen durchlaufen: Am 10. Februar war bei mir ein Schreiben vom

Bundesministerium für Arbeit und Sozialordnung eingegangen, in dem es im schönsten Beamtendeutsch hieß: »... dem Anliegen des Petenten kann nicht Rechnung getragen werden.« Diesem Brief folgte eine weitere Schlappe am 25. Februar, als dann ein Brief vom Petitionsausschuss selbst eintraf. Darin wurde mir mitgeteilt: »Nach Prüfung aller Gesichtspunkte kommt der Ausschussdienst zu dem Ergebnis, dass Ihre Petition erfolglos bleiben wird.«

Auch darauf legte ich natürlich Widerspruch ein – es wurde langsam zum *Running-Gag*. Um noch eins draufzusetzen, haben die Pappnasen aus Berlin mir zwischendurch noch Unterlagen von der Deutschen Aids-Stiftung geschickt – eine bodenlose Frechheit, mich so abspeisen zu wollen.

Neben dem blanken Hohn ein glasklarer Hinweis, dass man mein Gesuch nicht mal gelesen hatte! Ich hatte mich unglaublich geärgert über diese Ignoranz und den Quatsch mit einem gesalzenen Brief wieder zurückgeschickt:

Sehr geehrter Herr Dr. Rückert,

gestatten Sie mir bitte eine Antwort auf Ihr Schreiben vom 22.12.1999 (hier eingegangen am Heiligabend, dem 24.12.1999) (...)

Ausdrücklich bewundere ich den Mut, mit dem Sie mir folgende Unterlagen anbei gelegt haben:

— *Überweisungsformular / Zahlschein für den Empfänger Deutsche AIDS-Stiftung / Mein Beitrag zur Aktion »Gemeinsam gegen AIDS«*

— *Lastschrift-Einzugsermächtigung des Förderkreises der AIDS-Stiftung etc.*

— »Hilfreich« war in unserer Situation ebenfalls die von Ihnen
übersandte Prospektunterlage: »Wie stelle ich einen Antrag
bei der Deutschen AIDS-Stiftung?«

Ich schicke Ihnen diese Unterlagen wieder zurück. Zu ihrer
weiteren Verwendung. Und zu meiner Entlastung.

Gestatten Sie mir noch ein Zitat von Frau Andrea Fischer
(aus Ihren Unterlagen):

»... ganz besonders jedoch brauchen Menschen, die mit HIV
infiziert sind und bereits an Aids erkrankte Patienten unsere
solidarische Hilfe ... wir alle sind aufgerufen, Solidarität
zu üben, Ausgrenzungen zu vermeiden und die materiellen
Probleme dieser Menschen zu mildern.«

Oder vielleicht auch nur zu verstehen?
Ich grüße Sie vom Rand des Teufelsmoores,

H. D. Niemeyer

Nachdem der Brief im Kasten war, ging es mir besser, weil ich
meinem Ärger Luft gemacht hatte. Auch wenn sich vermutlich
sowieso niemand die Mühe machen würde, mein Schreiben
wirklich zu lesen. Und der Durchsetzung meiner Petition würde
ich so auch kein Stück näher kommen.

Aber der Zufall kam mir zu Hilfe. Anfang 1999 war ich mal wieder in der »City« – sofern man bei Osterholz-Scharmbeck von
einer »City« sprechen kann –, um schnell noch etwas fürs Mittagessen einzukaufen. Direkt neben Aldi fiel mir plötzlich das
SPD-Bürgerbüro ins Auge. Ich habe weder mit der SPD noch
mit einer anderen Partei etwas am Hut, aber jetzt hatte ich die

spontane Eingebung, dass man mir hier vielleicht helfen könnte. Ich hatte nicht viel Zeit, die Kinder waren in der Schule und ich musste mich beeilen, nach dem Einkauf schnell zur Grundschule Lindenstraße zu kommen, wo zur Abholzeit immer mit harten Bandagen um die besten Parkplätze gekämpft wurde. Egal, dachte ich, zur Not warten Julia und Christoph eben fünf Minuten. Also trat ich ein. Die Sekretärin war offenbar erfreut, dass ihr Arbeitstag durch einen unerwarteten Besuch aufgelockert wurde, und fragte mich sehr freundlich, was sie für mich tun könne. Ich schilderte ihr in aller Kürze mein Anliegen – ohne HIV zu erwähnen, ich habe stattdessen allgemeiner von »Blutkrankheit« gesprochen. Ich erwähnte die Odyssee durch die verschiedenen Behörden und Gerichte und schließlich die stockende Petition. Ich schloss mit der Frage, ob sie irgendeine Möglichkeit sehe, dass mir geholfen werden könne.

Und siehe da: Sie sagte mir, ich hätte Glück. Denn ›mein‹ Osterholz-Scharmbecker Bundestagsabgeordneter, ein Mann namens Stünker, sitze nicht nur im Bundestag, sondern obendrein noch im Petitionsausschuss. Das war mir in dem Moment wie eine himmlische Fügung erschienen! Wieder zu Hause hatte ich mich nach dem gemeinsamen Mittagessen mit den Kindern sofort in mein Kellerbüro begeben und schriftlich um einen Gesprächstermin mit dem Abgeordneten gebeten – voller Erwartung, dass jetzt endlich einmal etwas passieren würde.

Doch ich wurde mal wieder enttäuscht. Statt eines Gesprächs von Angesicht zu Angesicht gab es nur weitere Schriftwechsel per Brief und Fax mit dem Petitionsausschuss in Berlin und nun eben zusätzlich mit dem Osterholz-Scharmbecker Parteibüro. Von dieser Korrespondenz konnte man zusammenfassend eigentlich so viel sagen: Ich wurde vertröstet. Mal in blumigeren, mal in weniger blumigen Formulierungen. Also wartete ich mal wieder und hatte die böse Ahnung, dass mein Anliegen weiter von Schreibtisch zu Schreibtisch gelegt wurde. Ich hatte den Eindruck, mein Gesuch wurde nur abgearbeitet. Ich war im Grunde eine Nummer, und in mir wuchs der Verdacht, dass man darauf spekulierte, dass ich ohnehin bald krepierte. Doch beim Frühstück vor ein paar Tagen war mir dann in der Zeitung die kleine Notiz aufgefallen: Der SPD-Ortsverein von Osterholz-Scharmbeck organisierte im Ortsteil Ritterhude eine Veranstaltung, zu der ein prominenter Redner aus dem Bundestag geladen war. Und wer war's? Genau: Joachim Stünker aus Osterholz-Scharmbeck, rechtspolitischer Sprecher der SPD im Bundestag. »Mein« Abgeordneter.

Sofort war klar: Da muss ich hin. Schließlich sind Politiker sozusagen immer im Wahlkampf und würden einem Wahlberechtigten vielleicht ein Ohr schenken, wenn dieser persönlich dort erschien.

So kommt es also nun, dass ich hier in Ritterhude zwischen Landwirten, Hausfrauen, notorischen Meckerfritzen und SPD-Anhängern sitze. Immerhin, die Bauernplatte war schon mal genial, wenn ich hier weiter nichts erreichen würde, hatte ich wenigstens lecker gegessen. Nach den Ehrungen und Vorträgen und einer Podiumsdiskussion dürfen sich die Anwesenden im Saal äußern und Fragen stellen. Ich fasse mir ein Herz und hebe die Hand. Einer der Leute auf dem Podium zeigt in meine Richtung und sagt: »Dort drüben ist noch eine Wortmeldung!« Ich danke kurz und richte mich dann direkt an Herrn Stünker. Ich sage nicht viel, nur, dass ich ein großes Anliegen hätte, das ich aber lieber nicht in aller Öffentlichkeit besprechen würde. Er nickt freundlich und kündigt an, in Kürze zu mir zu kommen.

Und tatsächlich, als die Podiumsmitglieder die Bühne verlassen und sich der Saal peu à peu leert, während es hinten an der Theke lauter wird, kommt Joachim Stünker auf mich zu. Er ist in etwa so alt wie ich und sieht ziemlich nach einem Beamten aus: sehr korrekt in Anzug und Hemd und auf sympathische Weise normal. Wir setzen uns. Der Saal ist jetzt vollkommen leer – bis auf uns beide. Und ich erzähle. Und erzähle. Er nickt immer wieder interessiert, hakt nach und fragt. Joachim Stünker hört sich meine ganze Story geduldig an. Und wenn ich auch bisher keinen Termin bekommen habe, dieser Mann zeigt sich jetzt ehrlich daran interessiert, wie sich alles zugetragen hat. Ich habe den Eindruck, dass sein Interesse aufrichtig ist.

Als ich fertig bin, sagt er: »Herr Niemeyer, das ist eine tragische Geschichte. Und ich will Ihnen helfen.« Was ich noch nicht wissen konnte und was er mir nun eröffnete: Joachim Stünker war, bevor er seine politische Laufbahn einschlug, Familienrichter. Ich habe das Gefühl, dass ich zur Abwechslung einmal zum richtigen Zeitpunkt am richtigen Ort bin. Als wir uns voneinander verabschieden, sagt er: »Ich melde mich bei Ihnen, sobald ich wieder in Berlin bin.« Mein Instinkt und mein Willen durchzuhalten zahlen sich endlich einmal aus.

Doch ich scheine mich geirrt zu haben. Schon wieder. Auch wenn Joachim Stünker mir in Ritterhude versichert hat, sich persönlich für mich einzusetzen: Ich warte weiter. Mittlerweile ist es März 2000. Bald ist es ein Jahr her, dass ich Joachim Stünker auf der Veranstaltung angesprochen habe. Und es passiert: n-i-c-h-t-s. Zumindest nichts, wovon ich hier zu Hause, am Ende der Welt in Osterholz-Scharmbeck, etwas hören oder gar merken würde. Natürlich mache ich mir auch keine Illusionen. Joachim Stünker mag zwar nett und interessiert gewesen sein, aber er ist eben auch nur ein Mensch. Und mein Anliegen ist eines unter vermutlich Hunderten, die wöchentlich an ihn herangetragen werden. Vor meinem geistigen Auge sehe ich Fächer mit Stapeln von Petitionen, neben denen Sekretärinnen ihre Kaffeepause machen.

Mir aber läuft die Zeit davon, mein Virus schert sich nicht um Wartezeiten und bürokratische Hürden.

Ich überlege: Was kann ich tun? Wer kann mir helfen und die Sache beschleunigen? Meine Ärzte? Nicht in dieser Angelegenheit. Die AIDS-Hilfe? Nächster Witz.

Doch eines Nachts, als ich mich mal wieder hin und her wälze, habe ich die Idee: die Medien! Ich war nur vorher noch nicht darauf gekommen, weil ich ja nun einmal nicht mit meinem Fall an die Öffentlichkeit wollte, um die Kinder zu schützen.

Am Morgen um sechs sitze ich schon am Schreibtisch und entwerfe ein Fax. Nicht irgendein Fax: ein Schreiben an den *Spiegel*. Darin skizziere ich meine Situation und lege ein paar Beispiele meiner Korrespondenz mit Gerichten und dem Bundestag bei. Als ich fertig und zufrieden mit meinem Werk bin, suche ich mir die Faxnummer aus dem Impressum des aktuellen *Spiegel* heraus, lege den Papierstapel aufs Faxgerät und drücke auf *Senden*.

Schon wenige Tage später rattert ein Antwortfax in mein Kellerbüro und segelt zu Boden. Der Absender: die *Spiegel*-Redaktion für Niedersachsen in Hannover.

DER SPIEGEL
Redaktion Hannover

09.03.2000

Lieber Herr Niemeyer,

vielen Dank zunächst für Ihr Fax und Ihre Unterlagen.

Was Sie beschreiben, scheint mir in der Tat ein ebenso ergreifender wie interessanter Fall zu sein. Dass es derzeit keine rechtliche Handhabe geben soll, um Ihr Schicksal und das Ihrer Kinder abzusichern, ist für mich rein juristisch noch nachvollziehbar. Dass Sie jedoch vom Petitionsausschuss des Bundestages derart lange hingehalten werden, scheint mir sehr wohl eine Möglichkeit zu sein, das Thema für unser Blatt aufzugreifen (die Sache erinnert auch mich sehr an den aktuellen Umgang mit ehemaligen Zwangsarbeitern).

Ich wäre Ihnen daher sehr dankbar, wenn wir uns so bald wie möglich persönlich treffen könnten, um die Hintergründe der Geschichte genauer zu klären und insbesondere Ihren Briefwechsel mit dem Bundestag durchzuarbeiten. Einen Termin können wir am Telefon vereinbaren. Sie erreichen mich unter der o.g. Rufnummer.

Bis dahin zunächst alles Gute und die besten Wünsche auch für Ihre Familie

Ihr
Hans-Jörg Vehlewald
DER SPIEGEL / Hannover

Bingo! Das ist doch mal eine Ermutigung! Sofort setze ich mich wieder hin und schreibe einen neuen Brief. Diesmal an den *Focus*. Ich habe einen Plan. Je mehr solcher Reaktionen ich bekomme, umso besser ist es. Ich warte einige Tage, doch die Antwort vom *Focus* lässt auf sich warten. Zu lange. Ich entscheide, dass es eben erst einmal ohne Unterstützung aus München gehen muss.

Ich mache allerdings auch keinen Termin mit dem *Spiegel*-Redakteur aus – denn ich habe Angst, dass die Anonymität der Kinder bei einem bundesweiten Artikel gefährdet ist. Auch wenn die Namen geändert sind, lässt sich aus den besonderen Umständen und Begebenheiten oft schließen, um wen es sich handelt.

Stattdessen schreibe ich einmal mehr an »mein« Bundestags-Mitglied Joachim Stünker. Lasse ihn wissen, wie unzufrieden ich bin, dass ich so lange auf einen Entscheid aus Berlin warten muss. Diesmal lege ich zur Bekräftigung meiner Worte das Fax vom *Spiegel* bei …

Ich spekuliere richtig: Es dauert gerade mal drei Tage – das

ist eindeutig ein Geschwindigkeitsrekord –, da habe ich einen
Brief von Stünker im Briefkasten.

Berlin, den 22. März 2000

Sehr geehrter Herr Niemeyer,

*mir liegt heute Ihr Schreiben vom 20. des Monats vor, das ich
Ihnen gerne beantworten möchte. Mit Bedauern habe ich daraus
entnommen, dass bei Ihnen offensichtlich der Eindruck entstan-
den ist, Sie würden vom Petitionsausschuss »hingehalten«. Ich
möchte Ihnen daher den bisherigen Verfahrensverlauf und auch
den Verfahrensstand noch einmal kurz zusammenfassen.*

*Nachdem Sie mich im Juli letzten Jahres auf der Veranstaltung
in Ritterhude angesprochen haben, habe ich Ihnen zugesagt,
mich für die zügige Behandlung der Petition im Ausschuss im
Herbst einzusetzen. Auf meine Intervention hin ist daher die
Petition nach dem Ende der parlamentarischen Sommerpause
in der Ausschusssitzung vom 7. Oktober 1999 behandelt worden.
Die Beschlussempfehlung des Ausschussdienstes ging dahin,
das Petitionsverfahren abzuschließen, da nach geltender Rechtslage Ihrem Begehren nicht entsprochen werden könne.*

*Es ist mir dann gelungen, zunächst die Arbeitsgruppe Petitionen
der SPD-Bundestagsfraktion und dann auch die übrigen Mitglieder des Petitionsausschusses zu überzeugen, dass Ihr ganz
persönlicher Einzelfall so nicht beantwortet werden darf. Der
Ausschuss hat daher in der vorgenannten Sitzung votiert, die
Petition der Bundesregierung zur Erwägung zu überweisen.
D. h., der Ausschuss, und damit letztendlich der Deutsche Bundestag, hat die Bundesregierung aufgefordert, in diesem Einzelfall eine für Sie positive Lösung zu veranlassen. Daraufhin hat*

die Parlamentarische Staatssekretärin beim Bundesminister für Arbeit und Sozialordnung, Frau MdB Ulrike Mascher, mit Schreiben vom 8. Dezember 1999 mitgeteilt, dass die Entschädigungsleistungen aus der Sozialversicherung, hier der gesetzlichen Unfallversicherung, nach geltender Rechtslage nicht geleistet werden können. Andererseits habe das BMA jedoch entsprechend der Anregung des Petitionsausschusses Ihr Anliegen an die Deutsche Aids-Stiftung herangetragen mit der Bitte um Hilfe im Einzelfall.

Der Ausschussdienst hat daraufhin vorgeschlagen, diese Antwort der Bundesregierung als abschließend zu akzeptieren und das Petitionsverfahren als beendet zu betrachten. Ich habe dem widersprochen und die erneute Beschlussfassung im Ausschuss beantragt. Auf Grundlage Ihrer Mitteilung vom 24. Januar 2000 habe ich dann in der Sitzung des Ausschusses vom 26. Januar beantragt, einen Regierungsvertreter in den Ausschuss zu laden. Diesem Antrag ist der Ausschuss einstimmig gefolgt. In der Ausschusssitzung vom 16. Februar sind dann die Parlamentarische Staatssekretärin beim Bundesminister für Arbeit und Sozialordnung, Ulrike Mascher, und der Präsident des Bundesversicherungsamtes, Dr. Rainer Daubenbüchel, vom Ausschuss angehört worden. Da auch das Ergebnis dieser Anhörung für den Ausschuss unbefriedigend gewesen ist, wurde am 21. Februar beschlossen, die wissenschaftlichen Dienste des Deutschen Bundestages um die Ausarbeitung einer umfassenden gutachterlichen Stellungnahme zur Prüfung sozialrechtlicher, zivilrechtlicher und gegebenenfalls verfassungsrechtlicher Ansprüche zu ersuchen. Der erste Teil dieses Gutachtens liegt mir nunmehr seit dem 13. März vor. Ich gehe daher davon aus, dass die Petition im April des Jahres erneut im Ausschuss behandelt werden kann.

Ich weiß, sehr geehrter Herr Niemeyer, dass dieser Verfahrensgang auf dem Hintergrund Ihrer konkreten Lebenssituation im

Ergebnis nicht befriedigen kann. Andererseits zeigt der bisherige Verfahrensgang aus meiner Sicht aber auch ganz deutlich, dass der Petitionsausschuss sich bis zum heutigen Tage sehr intensiv und mit Nachdruck um eine Ihnen gerecht werdende Lösung bemüht.

Über den weiteren Gang des Verfahrens werde ich Sie natürlich unaufgefordert unterrichten.

Mit freundlichen Grüßen

Ihr Joachim Stünker

Mai 2000

Es ist ein sonniger Dienstagnachmittag. Bei uns gurgelt der Kaffee durch die Maschine, Almut hat Butterkuchen und Sahne bereitgestellt. Die Kinder vergnügen sich mit ihren Freunden auf dem nahen Spielplatz. Wir erwarten Besuch in unserem Reihenhaus in der Luisenstraße. Ich schaue auf die Uhr: Eigentlich müsste er längst da sein. Ich bin aufgekratzt und laufe vom Wohnzimmer in die Küche, in den Keller und wieder zurück. Stillsitzen ist unmöglich.

Als es schließlich klingelt, bin ich es, der zur Tür geht und öffnet. Draußen steht Herr Radermacher von der Berufsgenossenschaft. Wie immer trägt er seinen jägergrünen Trachtenjanker. Er lächelt und streckt mir seine Hand entgegen: »Guten Tag, Herr Niemeyer! Entschuldigen Sie die Verspätung, ich habe im Stau gesteckt.« Ich bitte ihn herein und rufe nach Almut. Als meine Frau die Treppe herunterkommt und ich mich in Richtung der Küche wende, um den Kaffee zu holen, will er mich davon abhalten: »Herr Niemeyer, nicht wieder weglaufen, bitte setzen Sie sich doch zu uns.«

Ich bekomme eine Gänsehaut. Der Berater ist von diesem Augenblick an nicht mehr nur für Almut zuständig. Sondern für uns. Ab sofort bin ich kein Patient zweiter Klasse mehr. Nach Joachim Stünkers Brief im März war plötzlich alles sehr schnell gegangen. Noch im April war meine zuvor so oft für aussichtslos erklärte Petition teilweise bewilligt worden. Eine Entschädigung gestand man mir zwar nicht zu – aber mit sofortiger Wirkung werde ich die gleiche Behandlung gegen HIV wie Almut erhalten.

Ich nicke und sage: »Ja, einen Augenblick noch, Herr Radermacher. Ich hole nur den Kaffee, gehen Sie doch bitte schon mal ins Wohnzimmer!« In der Küche halte ich mich an der Arbeitsplatte fest. Träume ich? Ist das jetzt wirklich der Moment, den ich so herbeigesehnt und für den ich gekämpft habe? Ich bin überwältigt. Nach all der Anstrengung und dem Nerven zermürbenden Warten und allen Entmutigungen war der Erfolg auf einmal da. Mal wieder kann ich die Tränen nicht zurückhalten. Ich erinnere mich an mein Versprechen, ganz am Anfang. Damals, als kaum Hoffnung bestand und wir uns dem Tode so nahe fühlten. Ich hatte Almut 1990 auf dem grünen Sofa im Wohnzimmer in Bremen versprochen: Sollte die Forschung etwas finden, das möglicherweise Heilung verspricht, werde ich es zuerst ausprobieren, wenn man mich lässt. Ganz egal, was für Nebenwirkungen die Sache hat und ob ich daran sterbe. Mein Gedanke damals war der, Almuts Überlebenschancen zu verbessern, damit sie länger bei den Kindern bleiben kann. Was ich damals nicht wusste: Die Möglichkeit, solche neuen Medikamente zu testen, haben nur ausgewählte Patienten. Ich als gewöhnlicher, »mittelbar infizierter« Kassenpatient hatte kaum eine Chance, in so ein Programm aufgenommen zu werden.

Doch mit dem heutigen Tag ist das anders. Jetzt habe ich endlich die Möglichkeit, an den weltweiten Programmen zur

Erforschung des Virus teilzunehmen, die unter anderem im IFI-Institut durchgeführt werden. Ich kann nun der Forschung mein Blut, meine Werte, mich selbst zur Verfügung stellen. Jetzt lässt man mich mithelfen, diese Krankheit besser zu erforschen.

»Dieter, wo bleibst du denn?«, ruft Almut aus dem Wohnzimmer. Ich wische mir mit einem Stück Küchenkrepp die Tränen aus den Augen und trage die Thermoskanne mit heißem Kaffee wie eine Insignie des Triumphs vor mir her. Grinsend deute ich auf meine roten Augen: »Blöder Heuschnupfen!« Und weil ich es immer noch nicht richtig fassen kann, frage ich den Berater noch einmal: »Bekomme ich von Ihnen jetzt wirklich die gleiche Betreuung wie meine Frau?« Er lächelt und antwortet: »Exakt, Herr Niemeyer, Sie werden ab sofort, genau wie Ihre Frau, von uns begleitet, wenn es um Ihre HIV-Infektion geht.«

Dieser Moment ist unbeschreiblich. Ein Moment, den ich in meinem ganzen Leben nicht vergessen werde. Zu guter Letzt siegt so in meinem Fall die Gerechtigkeit.

Nach jahrelangem Hin und Her und im Grunde in genau dem Moment, als ich selbst kaum noch daran glaube, dass hier noch etwas passieren würde, bevor ich ins Gras beißen muss – zahlt sich meine Sturheit aus. Wie oft hatte Almut die Augen verdreht und gesagt: »Mensch, Dieter, lass doch gut sein, bringt doch nix!« Und wie oft hatte sich Dr. Stoehr in Hamburg gesorgt, dass ich mir mit diesem permanenten aufreibenden Kampf auch die verbliebenen Reste meiner Gesundheit ruinierte. Und nur, weil mein geheimes Sternzeichen offenbar »Betonkopf« ist, habe ich mich am Ende durchgesetzt. Ich frage mich: Wie sollen Menschen, die nicht so hartnäckig und stur sind wie ein Heinz-Dieter Niemeyer jemals recht bekommen? Die meisten lassen sich doch mit fadenscheinigen Erklärungen entmutigen. Aber ich weiß: Es zahlt sich aus, für seine Visionen zu kämpfen und durchzuhalten!

Vom Jahr 2000 an bin ich darum auch endlich *richtig* bei Dr. Stoehr in Hamburg in Behandlung. Es müssen keine Überweisungen mehr geschrieben werden, meine Fahrtkosten werden von der Berufsgenossenschaft erstattet und ich bekomme ohne Anträge und Bürokratie die gleiche gute Medikation wie meine Ehefrau. Von Dr. Wedekind in Bremen und seinem Praxis-Kollegen Dr. Hansmann erhalte ich einen zusammenfassenden Brief zum Abschluss meiner Behandlung – geschrieben am 13. Geburtstag meiner Tochter Julia. Einen Brief, in dem meine ganze Leidensgeschichte, mittlerweile fast ein Jahrzehnt, auf zwei Seiten komprimiert ist. Ein Schreiben, an dem aber auch genau abzulesen ist, dass es seit dem Wechsel nach Hamburg mit mir bergauf geht.

Bremen, den 06.07.00

Sehr geehrter Herr Niemeyer,

wie telefonisch besprochen, darf ich Ihnen einige Daten über Ihren Krankheitsverlauf senden.

Wie Sie sich sicher noch erinnern können, war bei Ihnen im Dezember 1990 eine HIV-Infektion diagnostiziert worden und Sie erschienen erstmals am 18.02.1991 zur Besprechung dieser Situation und zur Blutentnahme. Damals traten schon Infekte in Form von Bronchitis etc. auf, die wir medikamentös behandelten. Auch vermehrte Pilzinfektionen im August wurden von uns medikamentös behandelt. Im März 1992 entwickelte sich dann eine Lungenentzündung, die wir ebenfalls antibiotisch behandelten, und es zeigte sich dann unter dieser Therapie eine deutliche Besserung. Im Mai 1992 entwickelte sich eine hoch fieberhafte Sinusitis und eine Thrombophlebitis, welche ebenfalls mit Antibiotika und Thromboreduct behandelt

wurden. Zu dieser Zeit waren die T4-Helferzellen im Norm-
bereich mit 364.

Auch im Januar 1993 erneute Sinubronchitis. Besserung unter
Antibiotikatherapie. Weiterhin im Mai leichte Bronchitis.
Im August 93 Verdacht auf eine Leukoplakie des lateralen
Zungenrandes. Es erfolgten HNO-ärztliche Untersuchungen.
Weiterhin häufige Infekte in Form von Pilzinfektionen und
HNO-Infekten.

Auch im Jahr 1994 mehrfach Pilzinfekte. Die T4-Lymphozyten
waren im April 94 auf 188 vermindert. 1995 im Mai deutliche
Gewichtsabnahme. Allgemeine Schwäche. Sturz auf die linke
Thoraxseite mit Rippenprellung und fieberhafter Infekt mit
Husten und Auswurf. Besserung unter Antibiotikagabe. Im
Juni 1995 wurde von Frau Thal eine Psoriasis diagnostiziert.
Gleichzeitig begannen wir eine Therapie mit 2 x 1 Retrovir.
Im Mai 1996 waren die T4-Zellen 150, und im Juni änderten
wir die Therapie auf 2 x 250 mg Retrovir, 2 x 1 Epivir und
3 x 3 Invirase. Auch in der Zwischenzeit war es zu wieder-
kehrenden Infektionen im Sinn von Sinusitis und Bronchitis
gekommen.

1996 entwickelte sich dann leider das Mundboden- und Zungen-
karzinom, welches dann bei Ihnen operiert wurde, und anschließend erfolgte eine Radio-Chemotherapie.

Im Januar-Februar 97 ein Reha-Aufenthalt in der Deister-
Süntel-Klinik. Im März 97 wiederholte Nagelmykosen und die
Bestimmung der immunologischen Parameter im Juni 97 ergab
T4-Zellen von 206. Weitere immunologische Untersuchungen
wurden in Hamburg durchgeführt im Jahre 98. Von dort wurde
auch die Therapie auf Norvir, Viramune, Zerit und Videx geändert.

Im Januar 99 waren die T4-Lymphozyten bei einer hiesigen Untersuchung 112 und die Viruslast kleiner als 400. Im April unter Videx, Fortovase, Viramune, Zerit und Norvir war die T4-Helferlymphozytenzahl auf 319 angestiegen. HIV-RNA auf 754. Im August wieder Infekte der oberen Luftwege, welche anti- biotisch und antimykotisch behandelt wurden, und im April 2000 weiterer Anstieg der T4-Helferlymphozyten auf 460. HIV-RNA betrug 1790.

Mit freundlichen Grüßen

Dr. med. A. Wedekind   *Dr. med. K.-D. Hansmann*

13. Kapitel

ERSATZFAMILIE

Februar 2001, Rarotonga, Cook Islands

Der Sand ist so weiß wie Puderzucker. Und auch so fein. Jeder Schritt fühlt sich an, als würde ich auf Samt laufen. Ich habe eine frühmorgendliche Bergwanderung hinter mir, erst ging es hinauf ins Gebirge, dann vom erloschenen Vulkan Maungaroa und am Flüsschen Murivai entlang wieder herunter zum Strand. Es wird auch Zeit, langsam wird es einfach zu warm. Millionen Mücken am märchenhaften Wasserfall, den ich soeben passiert habe, haben sich hungrig auf mich verschwitzten Wanderer gestürzt. Die azurblaue Lagune vor mir scheint wie eine Verheißung von Erfrischung – aber als ich mich hineinstürze, stelle ich fest, dass das Meer badewannenwarm ist. Kühlung bekomme ich nur, wenn ich mich mit dem Oberkörper aus dem Wasser erhebe und die sanfte Brise über meine Haut streichen lasse. Herrlich! Ich lasse mich treiben, Haie muss ich hier im Schutze des Riffs nicht befürchten. Das Wasser ist glasklar, Fische in allen Farben des Regenbogens schwimmen neugierig um mich herum und auf dem Grund entdecke ich schwarze Seegurken.

Es ist Sommer im Paradies. Doch das Paradies hat einen Schönheitsfehler: Ich bin allein. Mal wieder. Ich wünschte, Almut und die Kinder wären bei mir. Stattdessen bin ich erneut ohne Begleitung um den halben Globus geflogen. Wieder habe ich in Bremen im Schneetreiben meine Reise angetreten und wieder bin ich zunächst im sonnigen Neuseeland gelandet. Ich wollte unbedingt all das noch sehen, was mir 1996 bei meiner ersten Reise entgangen war. Sechs Wochen war ich wieder ganz auf mich selbst gestellt. In einem günstig über einen Freund gemieteten Campervan bin ich über beide Inseln getourt, habe bei Farmern übernachtet und mich in *Cabins* auf Campingplätzen selbst verpflegt.

Und obwohl ich mir kaum einen Luxus gegönnt habe, habe ich jeden Tag in dieser atemberaubenden Natur als Geschenk genossen. Trotz der Hitze und der Sandfliegen am Meer, diesen kleinen gemeinen Vampiren: viel kleiner als Mücken, aber genauso blutrünstig. Trotz der empfindlichen Kälte in den Bergen. Und trotz Durchfall, Übelkeit und Hautpilz – die Nebenwirkungen der HIV-Tabletten und Symptome der Krankheit selbst.

Sogar einen Bungee-Sprung im Dschungel habe ich gewagt, obwohl ich erst gezögert hatte. Wenn du das Virus bis jetzt überlebt hast, ist das doch ein Kinkerlitzchen, hatte ich mir dann selbst Mut zugesprochen. Als ich allerdings oben auf der Brücke stand und vor mir den Abgrund sah, war mir dann doch recht flau. Trotzdem bin ich gesprungen – und wurde dafür mit einem unbeschreiblichen Glücksgefühl belohnt. Oft, habe ich gedacht, wird es sofort belohnt, wenn man sich überwindet.

Vor fünf Jahren hatte ich gehofft, aber nicht erwartet, noch einmal zurück auf die Südhalbkugel reisen zu können. Aber wider Erwarten lebe ich noch und Almut hat mir diese Reise nach dem ganzen überstandenen Stress mit der Petition geschenkt. Ein günstiges Last-Minute-Angebot. Sie selbst wollte wieder nicht mit. Dabei hätten wir sicher eine Lösung gefunden, die Kinder sind ja inzwischen nicht mehr ganz so klein. Wie gern hätte ich meiner Frau all diese Landschaften gezeigt.

Nun bin ich also auch allein auf Rarotonga, der größten Insel der Cook Islands, die ein paar Flugstunden von Auckland entfernt mitten im Südpazifik liegt. Für die Reise in Neuseeland hatte ich mir ein straffes Programm zusammengestellt, um es diesmal wirklich zu allen mir noch unbekannten Orten zu schaffen. Doch hier, in diesem von Palmen bewachsenen Puderzuckertraum erhole ich mich nur. Ich lasse es ruhig angehen, ab und zu eine kurze Wanderung, mehr Anstrengung erlaube ich mir nicht. Überall mache ich Fotos mit der Digicam, die ich zu Weihnachten bekommen habe. Ich will Almut und den Kindern zeigen, wie schön es hier überall ist. Aber auch die Bilder, die ich eben gemacht habe – vom Vulkan, vom Wasserfall und von der Lagune – sahen schon im Display aus wie eine kitschige Reklame: zu perfekt, um wahr zu sein. So etwas muss man wohl mit allen Sinnen selbst erleben, um zu begreifen, dass es wahr ist.

Ich schwimme noch einige Züge, doch plötzlich sehe ich, dass sich am Strand zwei Personen nähern. Weil ich mit keiner Menschenseele gerechnet hatte, hatte ich mich nackt in die Fluten gestürzt. Jetzt habe ich es eilig, hinaus und zu meinen Sachen zu kommen, bevor sich das Paar vielleicht auf unbestimmte Zeit am Strand niederlässt und ich verdammt bin, mich im Wasser zu verstecken, bis ich völlig schrumpelig bin. So schaffe ich es gerade noch rechtzeitig, mir die Hose überzuziehen, bevor es peinlich wird.

Das Paar lächelt mich an. Sichtlich erfreut, jemanden zu treffen: »*Hello, how are you?*« – »Hallo, wie geht's?«, begrüßt mich die dunkelhaarige Dame, die wie ihr Begleiter auch etwa in meinem Alter ist. »*Should we take a picture of you?*« – »Sollen wir ein Foto von Ihnen machen?«, bietet sie an und deutet auf meine Kamera, die oben auf meiner Tasche liegt. Ich nicke erfreut, ich habe zwar auch schon mit dem Selbstauslöser experimentiert, aber mit mäßigem Erfolg: Entweder war ich nicht richtig drauf oder der Hintergrund schlecht gewählt oder beides. So hätte ich tatsächlich mal ein Beweisfoto, dass ich auch tatsächlich hier war.

Nachdem ich »im Kasten« bin, mache ich im Gegenzug ein paar Bilder von dem netten Pärchen und offeriere, die Fotos per E-Mail zu schicken. Wir tauschen die E-Mail-Adressen aus und kommen ins Gespräch. Val und Don, erfahre ich, sind verheiratet und kommen aus Port Alberni auf Vancouver Island in Kanada. Mal wieder schlägt mein ganz persönlicher Wellenlängen-Sensor wie wild aus, wie damals bei Christa.

Schon nach ein paar Minuten weiß ich: Die beiden haben drei Kinder, die etwas älter sind als Christoph und Julia. Ich erzähle im Gegenzug von Almut und meinen Sprösslingen.

Während wir reden, gehen wir langsam weiter. Nach einer Weile treffen wir auf eine schwergewichtige Maori mit einer Orchidee im Haar, die sitzend im flachen Wasser mehrere Fische säubert. Die Frau sitzt in einer großen Blutlache, die Innereien schwimmen um sie herum, aber die Dame kümmert sich nicht drum, sie lächelt uns glücklich an. Und so fühle auch ich mich jetzt: glücklich, trotz allem.

Wir erzählen und erzählen – sogar der Humor passt. Während meines restlichen Aufenthalts treffen wir uns noch mehrfach, gehen essen, treffen uns auf einen Drink. Mein erster Eindruck verfestigt sich immer mehr: Das hier, ahne ich, sind Freunde fürs Leben. Und auf einmal ertappe ich mich bei dem Gedanken: Val und Don wären gute Ersatzeltern.

Auch als ich längst wieder zu Hause bin, reißt der Kontakt nicht ab: Fast täglich schreiben wir uns lange E-Mails und tauschen Fotos aus. Es ist, als würde ich diese beiden Kanadier schon ewig kennen! An Vals Geburtstag tanze ich sogar mit ihr - über 10 000 Kilometer Entfernung hinweg. Ich lege eine CD mit Musik von den Cook Islands auf, wir legen uns die Hörer auf die Schultern – und tanzen! Ich drucke alle E-Mails aus und hefte sie in Aktenordnern ab. Diese Nachrichten sind wie konserviertes Glücksgefühl: Ich freue mich jedes Mal, wenn ich sie wieder lese.

Es schließen sich gegenseitige Reisen an: Schon im Sommer 2001 besucht uns Nathan, einer der Söhne der beiden, zusammen mit

drei Freunden aus Vancouver. Die jungen Leute bleiben eine
Woche bei uns und machen anschließend eine zweimonatige
Europatour, bei deren Organisation ich fleißig mithelfe.

Im Oktober desselben Jahres fliege ich für eine Woche nach
Kanada und toure mit Vals kleinem rotem Sportcabrio rund
um Vancouver Island – teils allein, teils mit meinen Gastgebern.
Dichte dunkle Nadelwälder wechseln sich hier ab mit langen
Stränden, dahinter erheben sich schneebedeckte Berge. Am
Meer halte ich nach Walen Ausschau, aber es ist die falsche Jah-
reszeit. Nächstes Mal, denke ich. Ein kühner Gedanke für jemanden mit HIV. Aber ich bin bis hierher gekommen – warum
nicht auch noch weiter?

Ich erinnere mich an meine erste Reise nach Neuseeland und
wie ich im Flugzeug auf dem Bildschirm die Flugroute verfolgt
hatte. Damals hatten wir auch Kanada überflogen und ich hatte
wehmütig gedacht: Vielleicht werde ich nie dorthin kommen.
Doch jetzt bin ich da.

Die wunderbaren Gespräche mit meinen kanadischen Freunden setzen sich fort. Da ist etwas, das über Freundschaft hinaus-
geht. Bei Val und Don zu sein fühlt sich an, als gehörten sie zu
meiner Familie. Oder besser: zu einer Familie, wie ich sie gern
selbst hätte. Insbesondere meine Schwester und mein Schwager
hatten sich in der Vergangenheit Almut und mir gegenüber nicht
gerade mit Ruhm bekleckert. Damals, als wir sie verzweifelt um
Hilfe gebeten hatten. Val und Don hätten sich anders verhalten,
das spüre ich instinktiv. Nicht nur meine Kinder können Ersatzeltern gebrauchen, auch mir fehlt Verwandtschaft, die mir nahe-
steht und den Rücken stärkt.

Per E-Mail erfahre ich detailliert davon, wie Don seinen Traum
verwirklicht. Über 13 Jahre hat er an einem eigenen Segelboot
gebaut, der *Moonchaser*. Jede Schraube hat er selbst befestigt,
jede Kleinigkeit montiert. Im Oktober 2002 soll es endlich so
weit sein: Die *Moonchaser* soll zu Wasser gelassen werden. Und

ich entscheide mich zu einer verrückten Aktion – ich finde zum fraglichen Termin einen preiswerten Last-Minute-Flug nach Kanada und buche, ohne zu überlegen. Einen Tag hin, zwei Tage Aufenthalt, einen Tag zurück. Angesichts des langen Fluges und der Zeitverschiebung ein reiner Kraftakt, aber je länger ich mit dem Virus überlebe und je älter die Kinder werden, umso eher entscheide ich mich im Zweifel für das Abenteuer. Wenn nicht jetzt, wann dann?

Die Überraschung gelingt. Als die beiden mich vor ihrer Tür stehen sehen, sagt Val: »So etwas kann auch nur Dieter, *the German*, einfallen.« Beide fallen mir um den Hals vor Freude. Danach ist nur noch Trubel angesagt: Als das Boot am nächsten Vormittag im Hafen von Port Alberni vom Stapel läuft, ist sogar das kanadische Fernsehen da, um einen Bericht über den Verrückten zu drehen, der 13 Jahre an seinem Boot geschraubt hat. Dann allerdings stellen die Reporter fest, dass es da einen noch Verrückteren als den Bootsbauer gibt: den deutschen Freund, der für bloß zwei Tage nach Kanada geflogen ist, um diesem denkwürdigen Moment beizuwohnen – die Kameras richten sich auf mich und ich werde gleich mit interviewt. Das Ganze ist unheimlich anstrengend, aber ein ganz großer Spaß.

2003 kommen Val und Don nach Europa und lernen endlich Almut und die Kinder kennen – auch hier stimmt die Wellenlänge. Zwei Wochen wohnen sie bei uns, vier Wochen reisen die beiden allein mit unserem Passat durch Europa. Dass ich mal jemandem so ohne Weiteres mein Auto überlasse, hätte ich nie gedacht, aber für diese beiden würde ich mein letztes Hemd geben. Als Julia in der elften Klasse Schulprobleme bekommt und jammert: »Papa, ich kann die Lehrer einfach nicht mehr ertragen«, organisiere ich mithilfe der zwei, dass meine Tochter für eine Weile in Port Alberni auf die Highschool gehen und währenddessen bei unseren Freunden wohnen kann.

Das wirkt Wunder für ihren schulischen Erfolg: War sie in Deutschland zuletzt eine Viererkandidatin und ohne Motivation, daran etwas zu ändern, schreibt sie plötzlich ein »B« nach dem nächsten – B ist das kanadische Äquivalent zu einer deutschen Zwei.

Im Frühsommer 2004 fliegen Almut und ich gemeinsam nach Kanada, um Julia nach einem halben Jahr abzuholen. Doch obwohl unsere beiden Familien mit der Zeit immer mehr zusammengewachsen sind, eines verschweige ich Val und Don trotz der gegenseitigen Nähe noch immer: dass Almut und ich HIV-positiv sind. Ich traue mich einfach nicht. Auch wenn es mittlerweile schon Jahre her ist, der Schock darüber, wie die Mutter von Julias Freundin damals reagierte, sitzt noch tief. Ich fürchte, dass mir diese wunderbare Freundschaft wieder weggenommen wird.

Aber als ich an einem dieser Tage allein mit Don auf der *Moonchaser* zum Angeln rausfahre, liegt plötzlich etwas Magisches in der Luft. Wir sitzen in der Sonne am Heck des Schiffes, haben unsere Angeln ausgeworfen und auch nach Stunden noch nichts Nennenswertes gefangen. Das gibt uns Zeit zum Erzählen. Don schwärmt mir vor, wie er vor so vielen Jahren die Idee hatte, die *Moonchaser* zu bauen, und wie ihn alle für verrückt erklärt haben – alle, außer Val. Wir reden über unsere Beziehungen und auf einmal erzähle ich, wie Almut und ich uns über den Weg gelaufen sind, damals, in Achims Beckshaus. Die Themen werden immer privater, wir sind noch vertrauter als sonst. Es ist einfach ein logischer Schritt ... »Weißt du, Don«, fange ich etwas umständlich an, »ich vertraue dir. Und darum erzähle ich dir jetzt etwas, was kaum jemand sonst weiß.« Don schaut mich aufmerksam an. In diesem Moment gibt es einen Ruck an der Angel. »Wohooo!«, juchzt Don. »Das ist ein Dicker! *Finally!*« Tatsächlich, er zieht einen fetten Lachs ins Boot. Ich freue mich, doch der magische Moment ist vorüber. Als Don mich später fragt, was ich eigentlich erzählen wollte, sage ich: »Ach das ... habe ich schon wieder vergessen. War wohl doch nicht so wichtig.«

14. Kapitel

FREIHEIT AUF ZWEI RÄDERN

Juli 2004

Ich fliege! Die Sonne knallt und das flirrende graue Band des Asphalts unter mir gleitet nach hinten weg. Die Bäume, die Büsche rauschen seitlich vorbei und verwischen zu einem Strom aus sattem Grün. Unter mir vibrieren 130 PS und in meinen Ohren röhrt der süße Sound meiner Maschine, einer BMW 1200 RS. Ich habe sie günstig gebraucht gekauft, aber sie fährt. Und wie sie fährt! Kraftvoll und geschmeidig. Ich genieße mit jeder Faser meines Körpers dieses Gefühl von Freiheit und Geschwindigkeit, wie man es so wohl nur auf dem Sitz eines Motorrads haben kann.

So sehr ich Autos mag, meine wahre Leidenschaft rollte schon immer auf zwei Rädern. Bereits als Teenager in den *Roaring Sixties* hatte ich eine kleine Kreidler, die ich mir von dem Geld gekauft hatte, das ich als Hilfe auf dem Bau verdient hatte.

Sie war rot und wunderschön, hatte den berühmten »Eiertank« und eine Rennverkleidung rund um den Scheinwerfer. Mit der 3-Gang-Handschaltung brachte sie es bergab locker auf 90 km/h, bergauf ging es dann entsprechend schleppender. Mit meiner Freundin Birgit hintendrauf bin ich oft von Herford zu einer der schönen Talsperren im Sauerland gefahren, statt zum Training zu gehen. Birgit war die Beste am Stufenbarren, ich dagegen am Reck und beim Bodenturnen. Sie war unheimlich hübsch, mit dunkelbraunen Haaren und wunderschönen braunen Augen. Natürlich fuhren wir ohne Helm, der damals noch keine Pflicht war. Birgit trug einen Petticoat, ich ein Nyltesthemd aus 100 Prozent Synthetik und eine kurze Hose. Das sah unglaublich cool aus und brachte mir auch zuverlässig meine erste Stirnhöhlen-Vereiterung ein. Aber das Fahrgefühl war schon damals genial!

Ein paar Mal habe ich auch eine Grätsche gemacht, ohne Birgit hinter mir, denn die riskanteren Manöver bin ich zum Glück immer allein gefahren: Einmal bin ich in einer schmalen Rechtskurve auf Dreck auf der Fahrbahn ausgerutscht und wäre fast von einem Trecker überrollt worden. Ein anderes Mal bin ich bei Regen auf Straßenbahnschienen ausgerutscht und meine Schultasche überholte mich! Am peinlichsten war es aber, als ich nach der Schule an einer Bushaltestelle vorbeifuhr, wo meine Freunde in versammelter Mannschaft standen. Auch Birgit war dabei. Denen wollte ich es mal so richtig zeigen, bin mit Vollgas herangebraust, hab zum coolen und zigmal geübten Gleitstopp angesetzt – und mich dabei leider satt auf die Nase gelegt. So richtig. Der Vorführeffekt vom Allerfeinsten. Ich konnte froh sein, dass bis auf ein paar Kratzer weder der Maschine noch mir etwas passiert war. Aber beim Aufsammeln meiner im hohen Bogen vom Gepäckträger geflogenen Klamotten hätte ich mich am liebsten in Luft aufgelöst. Keine Frage, dass mein Bruchstopp an der Schule noch Wochen für Gesprächsstoff und Gelächter gesorgt hat. War ich froh, als die Ferien endlich anfingen … Vielleicht lag es auch an dieser peinlichen Einlage, dass ich Birgit in dem Moment los war, als mein Freund Joachim seinen blöden blauen VW-Standard bekam …

Später bei der Bundeswehr habe ich dann professionell Motorradfahren gelernt und meinen Motorradführerschein gemacht. Zwischendurch gab es natürlich immer Zeiten, in denen ich kein Motorrad hatte, und das war auch in Ordnung. Aber jedes Mal, wenn ich dann endlich wieder genug Geld zusammengekratzt hatte, um mir eine neue Maschine zu gönnen, und mich auf den Sitz schwingen konnte, wusste ich, was ich jahrelang vermisst hatte: Motorradfahren ist eine Liebe, die nie aufhört! Wer braucht schon Birgit?

Mit der HIV-Infektion hat das Motorradfahren noch eine neue Dimension bekommen und die Bedeutung ist für mich noch um ein Vielfaches gewachsen. Die dicke Ledermontur mit dem Helm und den schweren Boots ist wie ein Schutzpanzer. Ich fühle mich dahinter sicher, keiner kann mir etwas anhaben. Hier kann mir niemand etwas ansehen. Weder meine HIV-Infektion noch mein Alter. Es ist ein bisschen wie mit den Superhelden im Comic, Superman oder Batman, die Zugang zu ihren Superkräften bekommen, sobald sie sich ihren Umhang überwerfen. Zugegeben, ich bin bestimmt nicht gerade Superman, aber mir gibt die Kleidung Freiheit. Sie macht mich anonym und ich unterscheide mich nicht von jedem anderen Biker. Die arroganten Typen, die früher auf mich herabgesehen haben, wenn ich mit dem Kinderwagen durch Osterholz-Scharmbeck gelaufen bin oder einen Großeinkauf im Supermarkt mit Windelpackungen und Hipp-Gläschen gemacht habe, schauen mir jetzt neidisch nach, wenn ich mit der BMW an ihnen vorbeifahre. Das tut gut und gibt mir Kraft. Es ist wie eine geheime Revanche für vergangene Demütigungen – auch wenn die manchmal nur in meinem Kopf stattgefunden haben. In diesem Moment bin ich kein Schluffi-Papi, kein einsamer Ehemann, kein armer Kranker. Ich bin einfach nur ich selbst. Diese Kraft und Freiheit, die ich während des Fahrens spüre, lassen mich die Krankheit für die Dauer der Fahrt vergessen. Aber auch alles andere, alle Sorgen und jeder andere Gedanke rücken in den Hintergrund, es ist wie Meditation, ich *bin* einfach. Wie gesagt: Ich fliege.

An diesem Sonntag *fliege* ich über die B74 in Richtung Stade und passiere kurz hinter Osterholz-Scharmbeck das Gartenlokal Stallings auf der rechten Seite. Und da sind sie wieder. Schätzungsweise 30 Maschinen sind auf dem Parkplatz direkt an der

Bundesstraße geparkt und sauber nebeneinander ausgerichtet. Dahinter sitzt an langen Tischen ein lustiges Völkchen, die Männer und auch ein paar Frauen sind ganz offensichtlich bester Laune. Ich habe sie hier schon häufiger gesehen und jedes Mal gedacht: Wie gern würde ich dazugehören! Doch auch diesmal traue ich mich nicht anzuhalten. Außerdem sind meine Gedanken und meine Entschlusskraft viel zu langsam für meine Maschine und schon bin ich daran vorbei. Und ärgere mich über mich selbst. Was habe ich denn zu verlieren?

Nach ein paar Kilometern trete ich die Bremse, wende und fahre zurück – doch halte wieder nicht an. Stattdessen brause ich mit Vollgas und brüllendem Motor vorbei. Jetzt müssen sie mich wahrgenommen haben! Anschließend fahre ich nach Hause, ganz aufgeregt. Ich habe das verrückte Gefühl, ich könne mir dort bei meiner Frau Mut abholen. Einfach die Montur ablegen und so tun, als sei nichts gewesen, ist jedenfalls unmöglich, denn die Motorradleute gehen mir nicht aus dem Kopf. So stehe ich schwitzend in meinen viel zu warmen Klamotten vor Almut. Dann frage ich wie ein kleiner Junge, der sich nicht traut, die anderen Kinder zu fragen, ob er mitspielen darf: »Mensch, Almut, was soll ich denn jetzt machen?« Aber natürlich kenne ich die Antwort. Almut zuckt mit den Schultern und sagt: »Na, was schon, Dieter? Fahr hin, sonst sind sie gleich weg! Die sitzen da auch nicht ewig.«

Also gut, Häuptling Almut hat gesprochen. Ich sattle wieder auf. Dieses Mal, da hat meine bessere Hälfte recht, gibt's kein Kneifen. Noch mal an der Gaststätte vorbeizubrettern wäre zu peinlich. Zum Glück holt mich der Fluch von der Bushaltestelle damals in der Schule nicht ein: Mit schnittigem Manöver fahre ich auf den Parkplatz, bremse mit einem eleganten Schlenker und stelle die BMW so lässig ab, wie ich es irgendwie hinbekomme. Dann wende ich mich der Gruppe zu, weglaufen geht jetzt auch nur noch schlecht. Ich bin fürchterlich unsicher, ich habe seit Ewigkeiten nicht mehr mit anderen Bikern geredet. Die selbst gewählte Isolation durch die Infektion hat auch auf diesem Gebiet dafür gesorgt, dass sämtliche Kontakte von früher im Sande verlaufen sind.

Doch meine Bedenken lösen sich in kürzester Zeit in Luft auf, weil ich mit offenen Armen empfangen werde. Fröhlich werde ich gefragt, wo ich sitzen möchte, man rückt mir einen Stuhl zurecht. Irgendjemand ruft: »Mike, hol mal 'ne Tasse für unseren Neuzugang!« Und der Typ, der neben mir sitzt, sagt: »Du fährst ja 'nen heißen Streifen, bist ja eben hier vorbeigeflogen, mein lieber Scholli.« Dann stellt er sich als Hans vor. Auch ich sage kurz, wie ich heiße und wo ich wohne. Nach fünf Minuten ist es fast, als würde ich schon immer zu ihnen gehören. Ich fühle mich bestätigt und vollwertig. Die Truppe ist bunt gemischt, Junge und Ältere, Männer und Frauen, alle offensichtlich mit ganz verschiedenen persönlichen Hintergründen. Unter den Bikern sind Straßenbahnfahrer, Arbeitslose, Fahrlehrer, Studenten, Ärzte, Rechtsanwälte, sogar ein Hubschrauberpilot ist dabei! Es gibt Angeber und Schüchterne, ernstere Typen und Leute, die ständig lachen. Viele Vorurteile scheint es hier nicht zu geben. Man könnte fast sagen: Vor dem Motorrad sind alle gleich. Wir tauschen unsere Telefonnummern und E-Mail-Adressen aus und ich bekomme die Adresse ihres Internet-Forums. Dort kann ich die Termine für die nächsten gemeinsamen Ausflüge abfragen. Von diesem Moment an gehöre ich dazu, bin ein Mitglied ihrer Gemeinschaft. Ein großartiges Gefühl!

Nach ein paar Wochen geht es los. Wir werden das ganze Wochenende unterwegs sein, unser Ziel ist das Bikerhotel Villa Löwenherz in Lauenförde an der Weser. Ich verstaue meine Sachen in den Seitenkoffern und im Tankrucksack und bin schon wieder unheimlich aufgeregt, als ich zum Treffpunkt in Bremen brause. Doch als ich die vom letzten Mal schon halb vertrauten Gesichter sehe, ist die Aufregung schon wieder vergessen. Von hier aus geht es gemeinsam über Landstraßen, immer an der Weser entlang in Richtung Lauenförde. Wir lassen uns Zeit, der Weg ist das Ziel, wir genießen jeden Meter auf der Strecke. Das Wetter ist ideal: schön trocken und sonnig. Wir können schnell und sicher fahren, ohne zu rasen. So ist es genau richtig, so muss es sein in einem Motorradfahrertraum. Zu dem Genuss des Fahrens, den ich schon kenne, kommt jetzt wie ein köstliches Sahnehäubchen der Genuss der Gemeinschaft. Die anderen vor mir und im Rückspiegel zu sehen, gibt mir ein Gefühl von Geborgenheit, das mich fast an meine Kindheit erinnert.

Als wir an der wunderschönen Villa ankommen, die nur Biker aufnimmt, schwärmen erst einmal alle aus auf ihre Zimmer, um sich aus den von innen nassen Lederkombis zu schälen und sie zum Trocknen aufzuhängen. Die meisten übernachten zusammen in Mehrbettzimmern, aber ich habe mir ein Einzelzimmer reserviert, denn ich bin immer noch vorsichtig. Ich weiß nicht, wie es ist mit den anderen zusammen in einem Zimmer. Was würden sie sagen, wenn sie sehen, wie viele Tabletten ich schlucke? Würden sie Fragen stellen? Außerdem werde ich oft nachts wach und muss meinen Mund anfeuchten, weil ich durch die Krebs-Operation ja kaum noch Speicheldrüsen habe – und das würde den Schlaf der anderen stören. Nachdem sich alle auf ihren Zimmern frisch gemacht haben, treffen wir uns wieder draußen im Biergarten. Wir sitzen an großen runden Tischen, die Luft ist wunderbar mild nach der Hitze während des Tages. Bier in großen Krügen löscht unseren Durst, die Mannschaft der Villa Löwenherz hat leckere Salate bereitgestellt, dazu gibt es fein gegrillte Steaks und Würstchen. Wir sind mit 40 Maschinen angereist und jetzt bilden sich kleinere Gruppen für die verschiedenen Ausfahrten am nächsten Tag. Einige wollen durchs schöne Weserbergland fahren, andere in den Harz, ins Sauerland oder zum Kyffhäuser. Und während ich hier so sitze, ist es wie auf meinen Reisen nach Neuseeland. Für eine Weile bin ich unbeschwert und glücklich. Ich bin, wie ich bin, und es ist gut so.

Nach und nach freunde ich mich mit einigen Mitgliedern der Gruppe enger an und wir beginnen, uns auch außerhalb der eigentlichen Biker-Treffen zu verabreden. Ohne Motorrad, einfach so. Die Lebens- und Ehepartner, die nicht Motorrad fahren, bleiben dabei nicht außen vor, sondern werden genauso mit offenen Armen aufgenommen wie ich beim allerersten Treffen im Stallings.

Im Winter machen Almut und ich mit den Jungs und Mädels vom Tourer-Forum dann eine sogenannte »Kohlfahrt«. Kohlfahrten haben in der Gegend um Bremen eine lange Tradition. Dabei wandert man mit einem Bollerwagen voller wärmender Getränke – mit und ohne Alkohol – durch die winterlich graue Landschaft, zerbricht sich den Kopf bei Ratespielen und Denksportaufgaben und freut sich drauf, endlich ins Warme und ans Ziel der Reise zu kommen: einen rustikalen Landgasthof. Dort gibt es dann das traditionellste aller norddeutschen Wintergerichte, deftigen Grünkohl-Eintopf mit Pinkel. Für alle Süddeutschen: »Pinkel« ist eine im Eintopf mitgekochte Grützwurst aus Speck, Hafer- oder Gerstengrütze, Zwiebeln und Gewürzen. Nach dem deftigen Mahl wird dann ausgelassen getanzt und gefeiert.

Zu »unserer« Kohlfahrt mit den Biker-Freunden starten wir in der Bremer City und wandern anschließend immer an der Weser entlang, bevor wir zum Pinkel-und-Kohl-Essen einkehren. Und es ist bei dieser Gelegenheit, dass Almut und ich zum ersten Mal seit unserer Infektion – das heißt seit fast fünfzehn Jahren – wieder gemeinsam richtig Spaß in der Öffentlichkeit haben. Wir sind ausgelassen, lachen, tanzen und vergessen für ein paar Stunden alles, was uns sonst immer so bedrückt. Dabei sind es doch solche Momente, die das Leben so schön machen.

Wie lange haben wir aus Angst und geschwächt durch die Infektion darauf verzichtet!

Noch mehr dieser wunderbaren Augenblicke erleben wir, wenn die Motorradfreunde zu uns kommen und ich meine legendären Frikadellen mache, mit denen es mir schon in Neuseeland gelungen ist, die Herzen zu erobern. Nicht nur Liebe, auch Freundschaft geht schließlich durch den Magen! Dann sitzen wir in unserem großen Wohnzimmer oder im Sommer in der Abendsonne auf unserer Terrasse, schlemmen und trinken Bier oder Alsterwasser. Im Rückblick kommt mir auch all das schon vor wie ein allmähliches Herantasten an ein normales Leben nach Jahren des Ausnahmezustandes. Während die Kinder langsam erwachsen werden, wachsen auch wir aus unserer Verantwortung heraus, nur für sie da sein zu müssen und für ihr Wohl zu schweigen. Das macht Platz für neue Erfahrungen. Es ist auch wirklich an der Zeit.

15. Kapitel

ERSTENS KOMMT ES ANDERS,
ZWEITENS ALS MAN DENKT

September 2005

Almut hat es Julia erzählt! Ich fasse es nicht. Hat sich aus einer wütenden Laune heraus mit unserer Tochter in ihr Kinderzimmer gesetzt und hat ihr alles gesagt. Das, was wir so viele Jahre für uns behalten haben, einfach so verraten. Im Alleingang, ohne mich. Und das nur, weil wir – Almut und ich – uns gestritten hatten … Es kommt mir vor, als hätte man einen seltenen und teuren Wein, der viele Jahre im Eichenfass gelagert hat und dessen Verkostung für einen ganz besonderen Anlass sein sollte, leichtfertig verschüttet.

Dabei wäre die Bombe ja schon häufiger beinahe geplatzt. Als Julia 13 war und im schönsten Teenageralter, einer Zeit, in der man anfängt, die Eltern auch mal bewusst auf Unbequemes anzusprechen, und sei es nur zur Provokation, hatte sie Almut in der Küche ertappt, als die gerade die ganze Palette unserer chemischen Helfer der Pharmaindustrie schluckte. Damals hatte Julia ganz unverblümt gefragt: »Mama, was ist eigentlich los? Warum nimmst du so viele Tabletten?« Aber natürlich hatten Almut und ich dieses Szenario schon unzählige Male im Kopf durchgespielt und Almut kannte ihren Text: »Julia, ich hab eine seltene Blutkrankheit. Aber ich wollte dich und Christoph nicht beunruhigen.« So schwindelt sie nicht direkt, sagt aber auch nicht die ganze Wahrheit. Im weitesten Sinne ist HIV ja auch eine Blutkrankheit. An diesem Tag hatte unsere Tochter nicht mehr Informationen aus Almut herausbekommen – und sich schließlich zufriedengegeben.

Als sie noch klein waren, stellte die Geheimhaltung unserer

Krankheit natürlich kein Problem dar. Babys und Kleinkinder nehmen die Wirklichkeit und ihre Eltern so hin, wie sie nun einmal sind. Aber je größer die beiden wurden, desto kritischer beäugten sie, was Mama und Papa da eigentlich machen. Sie wurden neugierig, sahen bei Freundinnen und Freunden, wie sich andere Eltern verhielten – Pillen schluckte da vermutlich keiner. In meinem Fall diente meine Krebserkrankung zumindest zwischenzeitlich zur Tarnung und auch nach der eigentlichen Krebs-Therapie ließ sich einigermaßen plausibel erklären, dass ich präventiv die ein oder andere Pille schlucken musste. Die Einnahme selbst wurde mit der Zeit zur Routine. Fünf Tabletten auf einmal schlucken zu können wurde mein Ziel. Mit der bei der Krebs-Operation gekürzten Zunge ist das zunächst eine Herausforderung, aber nach und nach bekam ich es hin, mit Schwung die Tabletten auf den vorgesehenen Weg zu bringen.

Dass sich aber auch Almut täglich zum Teil über zwanzig Tabletten einverleibt hat, war im Grunde so gut zu verheimlichen wie ein Nilpferd im Gartenteich. Und doch haben wir es geschafft – eben bis heute!

Natürlich, die Grundvoraussetzung ist erfüllt: Julia ist jetzt achtzehn und es war immer unser Plan, die Kinder einzuweihen, sobald sie volljährig sind. Aber das wollten wir doch in Ruhe machen. Und vor allem gemeinsam. Doch heute war sowieso von Anfang an der Wurm drin. Vielleicht liegt es am Wetter, drückend und schwül ist es. Almut und ich sind uns vormittags in die Haare geraten. Im Grunde wegen nichts, Kleinkram im Haushalt, wie so oft. Einer von diesen Streits, wo man sich hinterher fragt, worum es eigentlich ging und wer mit dem Motzen angefangen hat. Wir haben uns angeschrien, Almut hat Türen geknallt und ich bin schließlich mit Dackel Mumpitz und unserem neuesten Familienzuwachs, Mumpitz' zwanzigmal so großem Ziehsohn Dusty – einer wilden Mischung aus Berner Sennenhund, Leonberger, Boxer und Schäferhund –, abgehauen.

Die Hunde sind immer ein prima Vorwand, wenn ich Luft zum Atmen und Platz zum Denken brauche.

Mit den beiden Jungs bin ich zu dem versteckten Weiher spaziert, den Mumpitz gefunden hat, kurz nachdem wir in unser neues Haus gezogen sind. Dem Tümpel, an dessen Ufer ich so oft gestanden, auf die Wasseroberfläche gestarrt und nachgedacht habe, während Mumpitz im niedrigen morastigen Wasser ein Bad nahm, aus dem er dreckiger wieder herauskam, als er hineingestiegen ist. Mir haben diese Ausflüge immer geholfen, meine Gedanken zu sortieren und zur Ruhe zu kommen.

Das hat auch heute funktioniert, doch als ich zurück nach Hause kam und erfuhr, was passiert war, hätte ich gleich wieder losziehen können. Die Sache war aber nicht nur wegen Almuts und meinem Zoff eskaliert, sondern weil auch Julias Nerven blank lagen. Sie hat im Augenblick Stress mit ihrem Freund und ist sich nicht sicher, ob sie noch mit ihm zusammenbleiben möchte. Insgesamt eine hoch explosive Mischung also. Und dann kam offenbar eins zum anderen, wie ich mir aus den aufgeregten Berichten meiner beiden Damen zusammenreime: Julia war genervt wegen unseres Streits und hat Almut mit Vorwürfen überhäuft, sie könne unsere ewigen Streitereien nicht mehr ertragen. »Sie war zickig und ungerecht!«, rechtfertigt sich Almut. Das Ergebnis war, dass Almut, die noch wegen des Streits mit mir angespannt war, explodiert ist. Daraufhin drehte sich die Streitspirale weiter und Julia drohte Almut offenbar damit, abzuhauen, irgendwohin, bloß weg von uns Streithähnen.

»Da musste ich es ihr einfach sagen«, erklärt Almut. »Ich wollte, dass sie versteht, dass wir krank sind und überfordert und manchmal einfach keine Kraft mehr haben. So ist es doch! Ich kann nicht mehr.« Und dann bricht sie in Tränen aus. Ich nehme sie in den Arm, obwohl ich ja eigentlich noch sauer bin über ihr unbedachtes und unsensibles Vorpreschen. Es ist Julia, die die Situation mit einem Mal entschärft. Sie kommt zu uns, umarmt uns beide und sagt ganz liebevoll: »Mensch, ihr seid vielleicht bescheuert. Warum habt ihr mir das nicht schon früher gesagt? Glaubt ihr, ich hätte nicht schon längst gemerkt, dass da was nicht stimmt? Mit den ganzen Tabletten? Mit eurem komischen Verhalten? Habt ihr gedacht, ich hab euch dann nicht mehr lieb?«

Ich schäme mich, denn genau davor hatte ich Angst. Und dann heulen wir alle drei.

Januar 2008

Nachdem Almut also Julia eingeweiht hatte, haben wir vereinbart, dass ich den Job bei Christoph übernehme, wenn die Zeit reif ist. Von Mann zu Mann sozusagen. Seitdem er bereits im April des vergangenen Jahres 18 geworden ist, warte ich nun auf den richtigen Moment. Ich zögere und hadere, nehme ab und zu einen Anlauf, allerdings nur, um es mir im letzten Moment doch wieder zu überlegen. Aber die Zeit drängt. Ich habe sogar schon mit Dr. Stoehr in Hamburg über das Thema gesprochen und mein Arzt ist der Ansicht, dass Christoph die Wahrheit schon längst, vielleicht sogar zeitgleich mit Julia, vertragen hätte. »Warten Sie nicht, bis er es selbst herausbekommt oder von Ihrer Tochter erfährt«, hat Dr. Stoehr mir erst bei meinem letzten Besuch geraten, »sonst schaden Sie der Vertrauensbasis zwischen Ihnen beiden.« Erschwerend kommt hinzu, dass Christoph im nächsten Winter ein Studium beginnen möchte – und zwar nicht irgendwo um die Ecke, sondern in Spanien. Aber irgendwie passte es bisher nie. Einfach so mit der Tür ins Haus zu fallen, wie es Almut im Affekt bei Julia getan hatte, empfinde ich als ungeschickt. Vielleicht bin ich aber auch bloß feige.

Und am Ende, es ist wie verhext, kommt es dann doch fast genauso wie bei Almut und Julia: Christoph und ich streiten uns.

ICH MUSS EUCH ETWAS SAGEN

Es geht ganz banal um das Chaos in seinem Zimmer, wie üblich. Er findet, dass es mich nichts angeht, wie es in seinem Reich aussieht, ich bin da anderer Ansicht. Unsere Meinungsverschiedenheit ist nicht ganz so heftig wie vor zwei Jahren die von Almut und Julia, es ist eher eine etwas emotionalere Diskussion. Aber trotzdem kann ich plötzlich nachempfinden, wie Almut sich gefühlt haben muss. Plötzlich habe auch ich das Bedürfnis, zu erklären, dass meine Nerven wegen der Krankheit einfach manchmal blank liegen und mich zuweilen tatsächlich ein Zimmer, das aussieht wie nach einem Einbruch, an den Rand des Nervenzusammenbruchs bringen kann. Ich will bei meinem Sohn um Verständnis werben. Will, dass er weiß, dass wir das alles für ihn und Julia auf uns genommen haben. Meine Bedenken sind durch unsere Meinungsverschiedenheit weggewischt, ich sage: »Christoph, du weißt ja, dass wir krank sind – aber du weißt nicht alles. Ich werde dir jetzt einmal etwas über Mamas und meine Krankheit erzählen.«

Plötzlich ist mein Sohn ganz ruhig und schaut mich mit großen Augen an. Und im Eifer des Gefechts bin ich ungeschickt, denn ich sage nicht wahrheitsgemäß, dass wir HIV-infiziert sind, sondern ich sage: »Mama und ich haben Aids.« Ich unterstelle, dass Menschen, die nicht betroffen sind, die Begriffe Aids und HIV synonym verwenden. So als sei beides das Gleiche. Ich rechne gar nicht damit, dass mein Sohn den Unterschied zwischen einer HIV-Infektion und Aids genau kennt. Dabei ist das heutzutage Schulstoff. Und darum schocke ich ihn, ohne es zu beabsichtigen. Er fängt an zu zittern und seine Augen füllen sich mit Tränen. Er glaubt, Almut und ich werden in Kürze sterben. Denn, so hat er es gelernt, wenn Aids einmal ausgebrochen ist, führt die Krankheit innerhalb kurzer Zeit zum Tod. Er sagt gar nichts und schaut mich nur an wie gelähmt. Ich sehe, dass er leidet, fühle mich hilflos und fange an, zu erzählen. Von Anfang an. Und während ich erzähle und meine eigenen Gefühle

Achterbahn fahren, stellt Christoph Fragen, die mir seltsam vorkommen, weil ich nicht kapiere, dass er verstehen will.

Und irgendwann sagt er: »Dann ist Aids also doch noch nicht ausgebrochen.« In dem Moment erkenne ich, was ich mit meiner Übertreibung angerichtet habe. Ich habe ihm ohne Not Angst gemacht. Und natürlich heulen auch wir jetzt beide. Ich weiß nicht, sind es meine Tränen oder seine, die trotz meines Fauxpas jetzt ein tiefes Verständnis und eine große Nähe zwischen uns herbeizaubern. Wir umarmen uns und ich spüre seine Stärke und Tapferkeit. Und aus dem Nichts empfinde ich in dieser so traurigen Situation plötzlich so ein großes Glück wie damals bei seiner Geburt. Ich weiß, dass ich einen Teil meines Schmerzes nun weitergegeben habe. Aber ich habe seine kräftigen Schultern bei der Umarmung gespürt. Sie sind stark genug, dieses Leid zu tragen. Aber ich habe ihm ja auch in den langen Jahren gezeigt, dass ich trotz allem immer derselbe Papa geblieben bin. Dieses Wissen, daran glaube ich fest, wird ihm eine Hilfe sein. Bei allem, was auf ihn zukommt.

16. Kapitel

LAUFEN FÜRS LEBEN

November 2007

Ich manövriere unseren Passat in die riesige Tiefgarage des Kongresshotels am Luftschiffhafen in Potsdam. Es ist kurz nach zwölf Uhr mittags. Mit dem Aufzug fahren wir zur Rezeption, checken ein – und sind froh, sofort wieder auf dem Zimmer verschwinden zu können. Wir nehmen uns in den Arm. Noch ein paar Minuten Galgenfrist – so kommt es uns vor. Doch schon geht es mit dem Lift erneut in die Lobby. Almut und ich fühlen uns unsicher, während wir Ausschau halten nach Schildern mit der Aufschrift »B42«. So als wären aller Augen nur auf uns gerichtet. Als würden wir über einen zugefrorenen See laufen, von dem wir nicht wissen, ob das Eis trägt. Wahrscheinlich beachtet man uns gar nicht, aber wir sind es kaum mehr gewohnt, uns zusammen unter Menschen zu begeben – Ausnahme waren die Motorradtreffen und unser gemeinsamer Besuch bei Val und Don in Kanada.

»Wir treffen uns in der Halle« hatte es im Brief geheißen. Kurz haben wir den Gedanken, einfach wieder nach Hause zu fahren. Umzukehren und so zu tun, als seien wir nie hier gewesen. Denn als wir uns nun in der riesigen Lobby des hypermodernen Hotels umschauen, haben wir mal wieder Angst. Angst, dass man uns ansieht, dass wir HIV-positiv sind. Dass wir uns als »Aussätzige« zu erkennen geben, wenn wir, wie vereinbart, an dem B42-Schild warten. Vielleicht waren ja auch zufällig Bekannte hier, das Hotel ist sehr groß und es gibt ja solche Zufälle. Und wenn die uns dann dort stehen sahen, konnten sie doch eins und eins zusammenzählen. Unser so sorgfältig gehütetes

Geheimnis würde mit einem Mal auffliegen! Denn B42 bedeutete nicht irgendwas. Das »B« stand für »Berlin« und die »42« für 42 Kilometer. B42 lautet der Name unseres Trainingsprogramms für den Berlin-Marathon – Teilnehmer sind HIV-Positive und Mitarbeiter des veranstaltenden Pharmaunternehmens. An diesem Tag soll eine erste Zusammenkunft stattfinden. Drei Tage gemeinsames Training sind geplant. Noch können wir flüchten …

Die Sache hatte ihren Anfang im Wartezimmer des IFI in Hamburg genommen. Almut und ich waren zu einer unserer monatlichen Untersuchungen dort. Es war auch Almut, die den Stapel mit den Flyern zuerst entdeckt hatte. Nachdem sie eines der Exemplare studiert hatte, reichte sie es mir und sagte: »Dieter, guck mal! Was meinst du?«

Der Zettel stammte von einer Pharmafirma, die einen Marathon in Berlin organisierte – und speziell HIV-Infizierte suchte, die mitlaufen wollten. Jeder Trainingszustand war zugelassen, keine Vorkenntnisse erforderlich. Die Firma stellte in Aussicht, das Training und die Ausstattung – vom Sportschuh bis zum Trikot – zu übernehmen. Das klang verführerisch und nach interessanter Herausforderung. Zu beweisen, dass man es trotz einer HIV-Infektion schaffen konnte, die 42 Kilometer zu laufen, das war ganz nach meinem Geschmack!

Almut und ich joggten zwar von Zeit zu Zeit, allerdings immer nur nach Lust und Laune und nie besonders lange. Mal dreißig Minuten, mal eine Dreiviertelstunde, und wegen unserer unterschiedlichen Laufstile selten gemeinsam. Wir kamen nicht mal auf die Idee, die Zeit zu stoppen. Außerdem genügte oft schon ein bisschen Nieselregen, um uns von unserem Vorhaben abzubringen. Das Laufen mal richtig professionell und unter fachkundiger Leitung anzugehen reizte mich. Auf der Zugfahrt zurück nach Bremen beschlossen Almut und ich: Wir bewerben uns! Zurück in Osterholz-Scharmbeck füllten wir die Bewerbung per Fax aus. Dann drückten wir auf *Senden* – und vergaßen das Ganze erst mal wieder.

Allerdings nur für drei Wochen. Da klingelte bei uns das Telefon. Die Dame am anderen Ende der Leitung erklärte, sie rufe aus Wolfsburg an. *Wolfsburg?*, dachte ich und grübelte. *Wieso Wolfsburg?* Doch sie erklärte bereits: Ihre Agentur organisiere Events rund um gesundheitliche Themen und habe für das Pharmaunternehmen die Organisation des Lauftrainings übernommen. Und dass es sie sehr freue, uns darüber informieren zu können, dass wir für B42 ausgesucht wurden. Wahnsinn, wir waren dabei! Und nicht nur einer von uns! Beide! Über 100 Bewerber hatten sich gemeldet, aber nur 20 wurden ins Team genommen. Almut und ich fielen uns im Wohnzimmer in die Arme. Wir waren von einem Moment auf den anderen überglücklich. Diese Nachricht gab uns einen Energieschub wie kaum etwas anderes zuvor.

Von diesem Augenblick an wechselten sich bei uns Vorfreude und Spannung mit der ängstlichen Frage ab: Schaffen wir das? Und: Wer wohl sonst noch teilnimmt? Wir hatten ja aufgrund unserer selbst auferlegten Schweigepolitik bisher so gut wie gar keinen näheren Kontakt zu anderen Infizierten. In der Praxis von Dr. Wedekind waren wir hauptsächlich Drogenabhängigen begegnet, Leuten, die sich wirklich verwahrlosen ließen. Und im IFI in Hamburg waren die Termine so abgestimmt, dass wir eigentlich fast immer allein im Wartezimmer saßen.

Jetzt sind wir also in Potsdam und versuchen, unsere Anspannung in den Griff zu bekommen. Die Neugier aber siegt über den Impuls, wegzulaufen. Mittlerweile haben wir auch das B42-Schild und den Begrüßungstisch gefunden und bewegen uns wie ferngesteuert darauf zu. Dort erleben wir eine erste Überraschung, denn wir sehen dort: ganz normale Leute. Leute wie uns. Junge und Ältere. Männer und Frauen. Dickere und Dünnere. Leute, wie man sie sieht, wenn man durch die Fußgängerzone geht oder in einen Supermarkt oder ins Kino. Kein bisschen verwahrlost, sondern allesamt gepflegt. Doch alle mit einem etwas bangen Blick, der zu sagen scheint: »Was kommt da wohl auf uns zu?« Genau so gucken wir wohl gerade auch. Als unsere Gruppe vollzählig ist, werden wir in einen Extraraum geführt. Jeder bekommt ein Badge mit seinem Namensschild. Ich hänge mir das Teil zwar um, drehe aber den Namen heimlich nach hinten, ich traue mich einfach nicht, hier so offen meine Identität zu präsentieren.

Da sind ja auch noch die gesunden Helfer, die Leute vom Pharmaunternehmen, vielleicht hält man mich so nun erst einmal für einen von denen. Ich möchte nicht auf den ersten Blick als HIV-Patient erkennbar sein.

Doch nach der Begrüßung im Konferenzraum steht die Vorstellungsrunde für alle auf dem Programm und jegliche Tarnung ist hinfällig. Während die anderen berichten, woher sie kommen, was sie machen, wie sie auf B42 aufmerksam wurden und mit welchen Ängsten sie hier angereist sind, merke ich: Mensch, denen geht's wie mir. Von Sekunde zu Sekunde wächst das Vertrauen – ein ganz kleines bisschen. Die Stimmung ist freundlich und warmherzig. Ich kann kaum unterscheiden zwischen *gesund* und *nicht gesund*, das wird den anderen vielleicht auch so gehen. Doch als eine Mitarbeiterin der Agentur nun auf uns zukommt und fragt, ob wir damit einverstanden seien, während des Trainings fotografiert und gefilmt zu werden, zucke ich zusammen. Almut schüttelt sofort den Kopf und sagt: »Ich möchte das nicht wegen meiner Arbeit.« Auch ich als Ehemann kann mich hinter dieser Begründung verstecken. Das ist aber nur ein Grund. Der wahre Grund ist: So mutig sind wir noch nicht. Siebzehn Jahre Schweigen schüttelt man nicht einfach mal so ab. An dieses Ziel arbeitet man sich allmählich heran.

Am nächsten Morgen beginnt das Training mit einem frühmorgendlichen Lauf durch die Kälte. Vor dem Frühstück, versteht sich. Die anderen sehen in der Hotellobby genauso verschlafen und verknautscht aus wie wir und wir fühlen uns sehr solidarisch. Während wir dann so kilometerweit durch das Dunkel laufen und im Schein der Straßenlaternen die kleinen

Atemwolken vor unseren Mündern sehen, verteilen sich unsere Bedenken hinter uns wie die Kondenswolken unseres Atems. Wir konzentrieren uns einfach nur auf den Sport. Nach dem Frühstück erklärt uns ein Sportmediziner des Betreuungsteams die theoretischen Grundlagen des Marathontrainings. Wie baut man Kondition auf? Wie atmet man? Was muss man essen? Wann? Später geht es zum Zirkeltraining in die Turnhalle. Wir schwitzen. Werfen Medizinbälle. Machen Liegestütze und Bauchübungen. Wir powern uns aus. Wir lachen. Und abends sind wir alle fix und fertig. Wir fühlen uns als Teil eines Teams mit demselben Ziel: den Berliner Marathon im September zu schaffen. Und wir erzählen uns die Geschichten, die bei der ersten Vorstellung am Vortag nur kurz angerissen worden waren: Wie sind die anderen infiziert worden? Wo kommen sie her? Was machen sie in ihrem täglichen Leben? Dabei sind Büroangestellte, Hausfrauen, Betriebswirte und Studenten. Einige haben sich beim ungeschützten Geschlechtsverkehr angesteckt, ein paar über Bluttransfusionen und ein Teilnehmer bei einem ähnlichen unglücklichen Zufall, wie ihn Almut erlebt hat. Das, was sonst unsichtbar ist, wird plötzlich sichtbar. Alle diese Leute sehen völlig normal aus. Sie könnten in einem U-Bahn-Wagen sitzen und niemand käme auf die Idee, zu vermuten, dass sie HIV-positiv sind. Und mit jeder Stunde, die wir mit den anderen Teilnehmern zusammen sind und trainieren, wird nicht nur das Vertrauen zu unseren Mitsportlern, sondern auch unser Selbstvertrauen größer. Der alte und uns so gut bekannte Gedanke – *Aber das geht doch nicht* – lässt nach und nach von uns ab. Bis er spurlos aus unseren Köpfen verschwunden ist. Er wird ersetzt durch die Einsicht, dass auch HIV nur eine Krankheit unter vielen möglichen ist – und wir das absolute Recht haben, wie jeder andere zu leben. Dass wir zwar ein Virus haben, aber doch trotzdem ganz normal sind. Menschen wie jeder andere. Wir erleben das Wunder einer Gemeinschaft. Wie konnten wir nur so lange dieses Undercover-Leben aushalten?

Ich komme gerade verschwitzt vom Lauftraining zur Tür herein, da klingelt das Telefon: Es ist Carolin vom Pharmaunternehmen in Wolfsburg, die uns bei unserem ersten B42-Treffen sehr fürsorglich betreut hat. Eine Mitarbeiterin des Magazins *LhivFE* hat sich bei ihr gemeldet. Die Themen des Magazins drehen sich um das Leben mit HIV und richten sich bisher hauptsächlich an Homosexuelle, denn Schwule stellen immer noch die größte Gruppe der Betroffenen dar – und sind damit auch die Hauptzielgruppe des Heftes. Doch diese Journalistin möchte nun auch mal eine Geschichte dazu machen, wie ein heterosexuelles Ehepaar mit der Krankheit umgeht, und hat sich auf der Suche nach Fällen an das Pharmaunternehmen gewandt und war an Caro verwiesen worden. Die hat gleich an uns gedacht.

Doch wir sind skeptisch. So gut es uns getan hat, uns auf dem B42-Treffen im November den anderen Teilnehmern gegenüber zu öffnen, jetzt sind wir wieder ängstlich. Wir fühlen uns noch nicht so weit, uns öffentlich zu zeigen, und dann auch noch in einem Zeitschriftenartikel. Was uns zusätzlich abschreckt: Es sollen auch Fotos gemacht werden. Doch Caro beruhigt uns sofort. Es soll nur veröffentlicht werden, womit wir 100 Prozent einverstanden sind. Wir bekommen den Text vorher zum Gegenlesen und unsere Namen können geändert oder alternativ nur unsere Vornamen genannt werden. So haben es die Leute von der Zeitschrift auch mit einem anderen Teilnehmer unserer Laufgruppe gemacht, der nicht erkannt werden wollte. Und es wäre auch möglich, Fotos von uns nur von hinten aufzunehmen oder so im Anschnitt, dass wir nicht zu erkennen sind. Außerdem, da hat Caro natürlich auch recht, ist das Special-Interest-Blatt *LhivFE* nicht der *Stern* oder der *Spiegel*. Es ist darum doch recht unwahrscheinlich, dass unsere Nachbarn beim Frühstück sitzen und sagen: »Schatz, sind das hier in der Zeitung nicht die Niemeyers von nebenan?«

Wir lassen uns überzeugen. Denn schließlich ist es genau das, was wir wollen: zeigen, dass nicht nur Homosexuelle oder Drogenabhängige von der Krankheit betroffen sein können. Sondern dass ein paar unglückliche Zufälle genügen, um auch jeden anderen Menschen zu einem HIV-Positiven zu machen. Die Krankheit darf nicht das Tabu bleiben, das sie derzeit noch ist und das uns dazu gebracht hat, zu schweigen. Ein paar Tage später parkt ein altersschwacher Golf aus Köln – weiß und mit diversen dekorativen Roststellen – bei uns in Osterholz-Scharmbeck vor dem Haus. Der Wagen gehört dem Fotografen, der offenbar am Auto spart, um sich das neueste Fotogerät leisten zu können: Das ist nämlich vom Allerfeinsten! Das zeigt mir, dass er seine Arbeit ernst und Äußerlichkeiten nicht so wichtig nimmt, sehr sympathisch. Und dann sitzen die Journalistin, der Fotograf und Marc, ein Mitarbeiter des Pharmaunternehmens, der die Angelegenheit betreut, auch schon bei uns im Wohnzimmer um unseren großen Tisch herum. Mischling Dusty liegt, nachdem er mit allen Freundschaft geschlossen hat, zufrieden zwischen den Füßen unterm Tisch, Dackel Mumpitz überwacht alles vom Sofa aus. Das Interview ist rücksichtsvoll und behutsam. Ich habe das Gefühl, unter Freunden zu sein. Sie schaffen es mit ihrer netten Art, dass wir uns lösen und alles erzählen können. Wir kommen uns kein bisschen vor wie vorgeführt. Da sind Leute, Gesunde, die an unserer Geschichte interessiert sind. Die uns und unsere Nöte ernst nehmen und verstehen können. Auch der Fotograf hält sich an die Vereinbarung. Er macht Bilder von Almut und mir, wie wir uns umarmen, während wir auf der Treppe sitzen, die zu unserer Terrasse führt – von hinten. Er fotografiert unsere ineinander verschränkten Hände. Nur ein Foto ist ein bisschen anders. Er nimmt uns ganz nah von der Seite in den Fokus, während wir unsere Nasen aneinanderdrücken und uns angrinsen. Er sagt: » Macht euch keine Sorgen. Von so nah werdet ihr kaum zu erkennen sein – aber, ihr bekommt die Bilder alle vor der Veröffentlichung noch zu sehen und könnt entscheiden, ob die so in Ordnung sind.«

Als wir die Geschichte einige Zeit später zur Kontrolle bekommen, zerstreuen sich unsere Bedenken. Ganz behutsam rollt die Journalistin unsere Story aus, ohne uns zu verurteilen oder in ein falsches Licht zu rücken. Das gefällt uns. Wir diskutieren und überlegen. Die Kinder wissen bereits von unserer Infektion und auch die Leute von B42. Und haben wir uns nicht all die Jahre danach gesehnt, uns nicht mehr verstecken zu müssen? Wir einigen uns: Almut und ich stimmen zu, dass unsere echten Vornamen genannt werden dürfen. Und dass das Close-up-Foto unserer Gesichter das Aufmacher-Bild wird – über eine ganze Doppelseite. Richtig mutig fühlen wir uns. Und so bröckelt peu à peu unser Widerstand … Das nächste Potsdamer Treffen ist im März. Es fühlt sich schon in der ersten Sekunde anders an. Wir sind mutiger geworden und wissen jetzt ganz genau, was uns erwartet. Im Zug konnten wir kaum stillsitzen vor Vorfreude. Als wir die anderen endlich wiedersehen, fliegen wir uns gegenseitig in die Arme. Auch dieses Mal wird uns die Frage gestellt, ob das Filmteam Aufnahmen von uns machen kann. Und wir sagen: Bitte schön, hier sind wir! Jetzt macht es uns stolz zu zeigen, dass wir dazugehören. Das Lauftraining hat auch unsere Selbstbewusstseins-Muskeln trainiert.

Es ist frühmorgens, ein sonniger Frühlingstag kündigt sich an. Die Sonne geht gerade auf und die Wiesen dampfen. Die Luft ist so frisch und duftet wie nur um diese Tageszeit. Ich trabe in gemächlichem Trainingstempo, Almut läuft ein bisschen hinter mir. Dusty galoppiert neben uns über den Feldweg. Nur Langschläfer Mumpitz hat das Sofa noch vorgezogen. Jetzt bleibt Dusty plötzlich quer auf dem Weg stehen, er hat irgendwas gesehen, wahrscheinlich ein Kaninchen im Acker. Almut und ich reagieren zu langsam, wir rennen beide in unseren Hund und können gerade noch verhindern, ins Maisfeld zu purzeln, indem wir uns aneinander festhalten. Und Almut lacht.

Und lacht. Sie steckt mich an damit. Bald stehen wir mitten im Feld und lachen, dass uns der Bauch weh tut, die Tränen übers Gesicht kullern und uns unser großer Hund anschaut, als seien wir komplett irre geworden.

Das Laufen hat noch einen Nebeneffekt: Es bringt Almut und mich wieder näher zusammen. So, wie uns früher die Kinder zusammengeschweißt haben. Und anfangs auch die Diagnose HIV. Almut und ich unterhalten uns wieder. Und zwar fernab von Alltagssorgen und Notwendigkeiten, die so viele Jahre unser Leben und auch unsere Kommunikation miteinander bestimmt haben. Nachdem wir anderen von unserer Krankheit erzählen können, ohne ausgegrenzt zu werden, können auch wir wieder miteinander reden – über unsere neue gemeinsame Leidenschaft, das Laufen.

Wenn wir nicht in Potsdam sind, trainieren wir nach der individuellen Anleitung, die wir dort bekommen haben, zu Hause. Bei Fragen können wir jederzeit anrufen, direkt bei Sportmedizinern, bei der Agentur oder einem sogenannten Helferläufer, in unserem Fall heißen die beiden Steffen und Lars und sind zwei gesunde marathonerfahrene Mitläufer. Besonders Almut hat der Ehrgeiz gepackt, sie ist die Fleißigere von uns beiden. Sie läuft an die 80 Kilometer die Woche, ich bleibe meistens unter dieser Marke. Außerdem nehmen wir beide an kleineren Läufen zur Vorbereitung teil – meistens Halbmarathons von 21 Kilometern Länge. Im April bestreiten Almut und ich gemeinsam und erfolgreich unseren ersten Halbmarathon in Cuxhaven, an Himmelfahrt laufen wir den nächsten in Heilshorn, einem Kaff ganz in unserer Nähe. Und am 18. Mai nehmen wir am City-Lauf in Rostock teil. Am 21. Juni ist Almut zum Frauenlauf in Hamburg: Bloß acht Kilometer stehen auf dem Programm – ein Klacks. Das Wetter ist wunderbar und Almut in Topform. Ich bleibe zu Hause bei den Hunden. Als ich am Nachmittag den Haustürschlüssel im Schloss höre, stutze ich: Julia? Christoph? Unsere Kinder sind bereits vor einiger Zeit in eigene Wohnungen gezogen und kündigen normalerweise ihre Besuche an. Aber als ich in den Flur komme, hinkt mir meine Frau entgegen: mit einem Gesicht wie sieben Tage Regenwetter, einen dicken Verband am linken Bein, pinkfarbenes T-Shirt und gleichfarbige Handtasche. Auf beiden steht in großen Buchstaben »SIEGERIN«. Bei Kilometer 2,5 hatte sie unerträgliche Schmerzen bekommen und konnte nicht mehr weiterlaufen – ein Ermüdungsbruch.

Almut ist am Boden zerstört – der Marathon ist für sie nun *gelaufen*. Ich versuche, sie zu trösten, aber das ist kaum möglich: Sie muss ihr Bein hoch und das Training auf Eis legen. Und sich mental darauf vorbereiten, dass sie den Berliner Marathon im September nur als Zuschauerin erleben wird. Ich trainiere also allein weiter. Wie ich es mir angewöhnt habe, spreche ich wieder jeden Tag mit dem Virus: »Hör zu, Bursche. Wenn du mich in Ruhe lässt und wir vernünftig zusammen trainieren können, dann schleppe ich dich 42 195 Meter durch Berlin. Das verspreche ich dir. Dann laufen wir gemeinsam durchs Brandenburger Tor und zeigen den Millionen, die da zuschauen, dass wir gemeinsam leben.« Leben!

Berlin, 28. September 2008

Ich sehe es. Ganz dahinten ist es, das Brandenburger Tor. Und es wird größer. Langsam, aber stetig. Ich fühle keinen Schmerz in meinen Beinen, obwohl mir noch am Tag zuvor alles wehgetan hatte. Im Training fing immer nach Kilometer Drei das linke Knie an, aufzumucken, später stimmte immer das rechte mit ein. Ich hatte einen Muskelfaserriss. Die Achillessehne war überstrapaziert. Und so weiter. Doch heute ist alles perfekt. Mein sechzigjähriger Körper funktioniert. Heute früh hatte ich mir gesagt: Vergiss die Zipperlein. Heute bist du in Topform. Und so ist es, ich fühle nicht mal ein Ziehen irgendwo. Ich fühle auch nicht den Schweiß auf meiner Haut, ich laufe automatisch.

ICH MUSS EUCH ETWAS SAGEN

Tapp-tapp-tapp ist der Rhythmus meiner Füße auf dem Asphalt. Ganz entfernt nehme ich wahr, dass da gewaltig viele Menschen am Straßenrand stehen, sie rufen und klatschen, aber ich beachte sie nicht, ich habe einen Tunnelblick, sehe nur das Brandenburger Tor.

Ich weiß nicht, ob ich anfangs wirklich überzeugt war, dass ich es schaffe, und darüber kann ich gerade auch nicht nachdenken. Ich bestehe nur aus der rhythmischen Bewegung meiner Beine. Und die wissen, was sie tun sollen. Anfangs haben sie protestiert, aber mittlerweile haben sie wohl eingesehen, dass Mosern keinen Zweck hat, weil ich hier der Boss bin. Sie laufen. Immer weiter.

Man nimmt ja allgemein an, dass während eines so langen Laufs die Gedanken ausgeschaltet sind. Das Gegenteil ist richtig. Man denkt an alles. Aber es ist wie bei einer Meditation, die Gedanken fließen, ohne sich festzusetzen. Und dann kommt auch schon wieder die nächste Kilometeranzeige und plötzlich steht da keine Eins mehr, sondern eine Zwei vorn. Dann irgendwann die Drei. Und nachdem die Vier am Wegesrand angezeigt wird, denke ich tatsächlich nur noch ans Ziel. Hinter mir liegen fast 42 Kilometer. Und in mir beginnt sich nun ein Glücksgefühl auszubreiten. Ein Gefühl von grenzenloser Freiheit. Es überschwemmt mich geradezu. Das Gefühl sagt mir: Du kannst, wenn du nur genug willst. Du bestimmst, was hier passiert, nicht das Virus. Und ich denke: Na, Kumpel, das hättest du nicht erwartet, was? Und dann bin ich da. Im Ziel. Ich sehe Almut, die auf mich zustürmt, immer noch leicht humpelnd, aber mit einem mädchenhaften Strahlen auf dem Gesicht. »Du hast es geschafft, Dieter, du hast es geschafft!« Und ich denke: *Ja, ich hab es geschafft.*

Während des gesamten Laufs hatte ich beherzigt, was ich im Training gelernt hatte: Ich habe nicht an die gesamte Strecke gedacht, sondern nur in 5-Kilometer-Etappen. Ich orientierte mich mental an den Verpflegungsstationen, die alle fünf Kilometer aufgestellt waren. Dort habe ich mich bewusst darauf konzentriert, Ruhe zu finden. Um dann ohne Hast genügend und nicht zu hastig zu trinken. Denn trinken musste ich in großen Mengen, es ist ein sehr warmer Spätsommertag. Und ich nahm mir die Zeit, meine Kohlenhydratspeicher mit Energie-Riegeln und Bananen aufzufüllen. Denn natürlich war ich bei allem Enthusiasmus vorsichtig. Ich wollte nicht, dass mir das Virus einen Strich durch die Rechnung machte, und das bloß, weil ich zu erschöpft war und nicht auf die Bedürfnisse meines Körpers gehört hatte. Wir sind in Gruppen gelaufen, um uns gegenseitig zu unterstützen und anzufeuern. Und um helfen zu können, falls jemand nicht mehr kann. Ich musste mich die ganze Zeit etwas bremsen, denn sonst wäre ich unseren Leuten davongelaufen. Aber durch die Gruppenstrategie war auch die Gefahr gebannt, dass ich mich unvernünftig ausgepowert und bei Kilometer 30 komplett in den Seilen gehangen hätte.

Auf diese Weise habe ich nun also vier Stunden und vierzig Minuten für die Marathondistanz gebraucht– das ist eher langsam. Die Zeit ist aber auch erst mal nicht so wichtig, auch wenn ich natürlich schon gern nur vier Stunden – oder besser drei Stunden neunundfünfzig Minuten – gebraucht hätte. Meine Motivation war es nicht, Höchstleistungen zu bringen und als Erster die Zielgerade zu überqueren. Die Motivation war und ist, es überhaupt zu schaffen. Ich muss auch nicht einen Marathon nach dem nächsten abreißen. Es ist natürlich toll, das Ziel zu erreichen. Aber das Wichtige ist, dranzubleiben. Das Training durchzuziehen. Und das ist nicht einmal so umfangreich, wie ich mir das vorher immer vorgestellt hatte. Erst ein paar Wochen vor dem Lauf muss man das Training etwas anziehen und häufiger auf Länge laufen. Also mal 20, mal 25 Kilometer und auf diese Weise den Körper vorbereiten auf die Anstrengung. Aber zuvor reicht es, dreimal die Woche eine Dreiviertelstunde zu laufen, in mäßigem Tempo. Zu rasen ist gar nicht notwendig. Da waren Almut und ich mit unserem sporadischen Freizeitlauf früher gar nicht so weit von entfernt.

Während des Lauftrainings wurden immer wieder unsere Blutwerte kontrolliert, um festzustellen, welchen Effekt das Laufen auf den Körper und auf das Virus hat. Das Ergebnis ist bei unserer kleinen Gruppe zwar nicht repräsentativ, aber dennoch ermutigend. Es hat bei fast allen Teilnehmern eine messbare Verbesserung der für die Krankheit relevanten Werte gegeben: mehr CD4-Helferzellen, die zu den segensreichen T-Lymphozyten gehören, und eine verringerte Viruslast. Das überrascht mich nicht, denn auch mein Gefühl sagt mir: Das Laufen hat mich verändert. Wenn man mit Sinn und Verstand läuft, verbessert so ein Ausdauertraining den Allgemeinzustand enorm. Das ist ja auch kein Wunder: Dem Körper steht plötzlich sehr viel mehr Sauerstoff zur Verfügung, alles wird besser durchblutet.

Dazu passen ja auch jüngere Forschungsergebnisse, dass Ausdauersport das Immunsystem pusht, weil in den Muskeln dabei Botenstoffe freigesetzt werden, die unter anderem gegen Diabetes und Herzkrankheiten wirken. Früher hatte es immer geheißen, dass zu harter Ausdauersport schlecht für das Immunsystem sei, weil es die Abwehr gegenüber Viren und Bakterien schwäche. Inzwischen haben Forscher aber herausgefunden, dass dieser Effekt erst nach einem harten Training von mehr als zwei Stunden eintritt – abgesehen vom Marathon selbst haben wir diese Zwei-Stunden-Marke nie überschritten. Auch nicht im Training. Und eine solche einmalige Belastung ist selbst für einen vom Virus angegriffenen Körper gut zu tolerieren – wenn danach die Erholungsphase entsprechend lang ist. Das moderate Training, das wir unter Anleitung der Experten unserer B42-Gruppe erlernt haben, hatte darum nur positive Effekte. Ich führe es nicht nur auf meine modernen Medikamente, sondern auch auf das Training zurück, dass das Virus in meinem Blut inzwischen nicht einmal mehr nachweisbar ist. Dr. Stoehr sagt sogar, es wäre sehr unwahrscheinlich, dass sich jemand, der mit meinem Blut in Berührung käme, heutzutage daran anstecken könnte.

Neben der ganz persönlichen Bedeutung ist das Marathontraining für mich zum Signal an alle anderen geworden: Ihr müsst uns, Almut und mich, noch lange nicht auf der Todesliste führen. Ihr solltet uns ernst nehmen, denn wir sind nicht weniger wert als ihr und wir schaffen genauso viel. Ich habe während meiner Krebsbehandlung ja zum Teil schon sehr gute psychologische Betreuung genossen – aber seit ich mit dem Lauftraining angefangen habe, brauche ich das nicht mehr. Die besten Psychologen schnalle ich mir heute an die Füße: meine Laufschuhe.

17. Kapitel

ICH MUSS EUCH ETWAS SAGEN

Oktober 2008

»Hallo, Herr Niemeyer, Plettenberg am Apparat.«

Ich bin baff, seit wann ruft mich Professor Plettenberg vom IFI-Institut in Hamburg persönlich an? Der für Almut und mich zuständige Arzt dort ist von Anfang an Dr. Stoehr. Er ist es, der uns untersucht, er teilt uns die Ergebnisse mit und er ist immer unser erster Ansprechpartner. Kurz durchzuckt mich ein Gefühl der Sorge: Ist vielleicht irgendwas Schlimmes passiert? Hat eine Blutuntersuchung ein beunruhigendes Ergebnis gehabt? Wenn Chefs anrufen, bedeutete das nicht immer nur Gutes, das hatten wir schließlich schmerzlich erfahren, als Almut damals 1990 den Anruf bekommen hatte, mit ihrem Blut sei etwas nicht in Ordnung.

Doch Professor Plettenberg räuspert sich und fährt fort: »Herr Niemeyer, Sie haben ja vielleicht schon gehört, dass wir demnächst zwanzigjähriges Bestehen des Instituts feiern.« Ich kann mich nicht erinnern, etwas davon gehört zu haben, aber ich sage: »Ja, natürlich, wieso?« Plettenberg antwortet: »Wir werden am Jahrestag eine Pressekonferenz abhalten und ich wollte Sie fragen, ob Sie Interesse haben, daran teilzunehmen. Sie sind schließlich einer unserer langjährigen Patienten und nicht auf den Mund gefallen. Ich meine, nachdem Sie doch jetzt auch schon mit verschiedenen Medien gesprochen haben ...« Ich schlucke. Eine richtige Pressekonferenz! Etliche Augen, die auf mich gerichtet sein würden. Und nicht irgendwelche Augen. Journalisten von Zeitungen, Zeitschriften und, wer weiß, vielleicht sogar vom Fernsehen. Allein bei dem Gedanken wird mir schummrig.

Aber, denke ich dann, genau das will ich doch jetzt! Ich will doch aufklären! Ich will doch allen sagen, wie es ist, mit HIV zu leben! Sagen, wie die Reaktionen auch heute immer noch häufig sind, wenn man damit herauskommt, dass man HIV-positiv ist. Darum sage ich jetzt auch zu Professor Plettenberg: »Alles klar, ich bin dabei!«

Und die jüngsten Erfahrungen haben doch gezeigt: Ich kann das auch. Ich kann mich artikulieren. Die Leute, das merke ich, hören mir zu, wenn ich spreche. Ich habe eine Stimme. Das ist eine erhebende Erfahrung. Gerade erst waren Almut und ich auf einer Tagung des Pharmaunternehmens, das den B42-Marathon organisiert hat. Dort haben wir in einem alten Straßenbahn-forum einer Gruppe aus führenden Mitarbeitern erzählt, wie es uns mit unseren Medikamenten geht. Als Redner auf einer Bühne, allerdings im geschützten Rahmen der Firma. In diesem Moment, als ich mit Professor Plettenberg telefoniere, kommt mir auch dieses Ereignis vor wie eine Übung für Kommendes. Eine Art Generalprobe. So, als würden wir nicht nur für unsere Läufe trainieren, sondern auch dafür, endlich den Mund aufzu-machen. Stück für Stück bekommen wir mehr Aufmerksamkeit und wir bemühen uns nicht einmal besonders darum. Erst wa-ren es nur die Kinder. Dann unsere Teilnahme bei B42 als kont-rolliertes öffentliches Minibekenntnis zu unserer Krankheit. Das Interview mit *LhivFE*, das im Mai erschienen war und auf das wir nur wohlwollende Reaktionen bekommen haben. Die Tagung in Frankfurt. Und jetzt plötzlich eine richtige Pressekonferenz.

28. November 2008

Fast genau ein Jahr nach unserem ersten Training für B42 in Potsdam und zwei Monate nach meinem ersten Marathon stehe ich nun bei Häppchen und Getränken in den Räumen des IFI-

Instituts. In dem Gebäude, wo mir sonst immer nur ein Röhrchen Blut nach dem anderen abgenommen wird, bin ich plötzlich umringt von Journalisten. Die Lachsschnittchen und den Sekt habe ich mir redlich verdient, denn ich habe schließlich Arbeit hinter mir: Ich habe einer sehr netten Mitarbeiterin des *Hamburger Abendblatts* ein Interview gegeben, das schon am nächsten Tag erscheinen soll. Während des Interviews mit der Journalistin war sie plötzlich da, die Idee: Ich muss ein Buch schreiben! Meine Geschichte aufschreiben, damit andere Menschen, Betroffene und Angehörige, nicht nur in einem flüchtigen TV-Bericht etwas über mein Schicksal hören. Sondern es muss etwas Handfestes geben, wo interessierte Menschen nachlesen können, wie es ist, mit der Diagnose HIV konfrontiert zu werden. Wie es ist, damit zu leben. Auf diese Weise, das war mir mit einem Mal klar, kann ich am besten helfen. Jetzt musste ich ja auch nicht mehr wegen der Kinder mit der Infektion hinter dem Berg halten, ich war frei, den Mund aufzumachen, wann immer ich wollte. Und darum habe ich auch im Interview gesagt: »Ich schreibe ein Buch.«

Nach dem Gespräch mit der Dame vom *Hamburger Abendblatt* und immer noch vor der eigentlichen Pressekonferenz war ich dann mit einem Filmteam von RTL Hamburg unterwegs. Wir haben zusammen einen kleinen Film gedreht, der in einigen Tagen, am Welt-Aids-Tag, am 1. Dezember laufen soll. Die Aufnahmen und das Interview wurden am Hauptbahnhof, im IFI-Institut selbst und an der Außenalster gemacht. Und während ich beim Kaffeetrinken und Spazierengehen gefilmt worden bin, hörte ich mich nun plötzlich sogar vor laufender Kamera sagen: »Ich schreibe ein Buch über mein Leben!«

Als ich an diesem Abend zurück nach Hause komme, gehe ich nicht sofort ins Bett. Ich bin noch zu aufgeregt. In wenigen Tagen würde meine Geschichte also im *Hamburger Abendblatt* stehen und über den Bildschirm flimmern. So lange will ich nicht warten. Ich möchte die Leute, die mir gerade in letzter Zeit so viel bedeutet haben, vorher in Kenntnis über meinen Zustand setzen: Ich will nicht, dass meine Motorrad-Freunde aus der Zeitung oder dem Fernsehen erfahren, dass ich HIV-positiv bin. Ich möchte es ihnen selbst sagen. Außerdem haben mich all die positiven Begegnungen an diesem Tag ermutigt. Darum logge ich mich im Motorrad-Forum ein und schreibe unter meinem Nickname Sockeye – das ist ein besonders schöner kanadischer Lachs, von dem ich zum ersten Mal bei Val und Don auf Vancouver Island gehört hatte – ein Posting.

Freunde, ich habe

AIDS

Ich bin traurig, aber auch sehr glücklich, euch kennengelernt zu haben. Mein Weg ist seit Langem vorgezeichnet, viele Kilometer davon habe ich mit euch zurückgelegt und sehr viel Nähe und schöne Kurven mit euch gemeinsam erlebt. Das war für mich stets die bessere Therapie. Mein Buch wird euch erstaunen.

Tschüss,
-sockeye-

Diesmal habe ich bewusst »Aids« geschrieben und nicht »HIV-positiv« – ich will Reaktionen provozieren. In mir schlummert eben nicht nur das Virus, sondern auch ein Rebell! Ich bin sehr gespannt, als ich schließlich schlafen gehe. Ich kann es kaum abwarten, die Reaktionen meiner Motorradfreunde am nächsten Tag zu lesen. Und bin überrascht: Die Antworten sind durchweg positiv und wohlwollend. Meine Biker loben Almuts und meinen Mut und zollen mir Respekt für meinen couragierten

Vorstoß. Die meisten fragen außerdem, warum ich mich denn verabschieden würde – schließlich würden sie doch mit mir rechnen und weiterhin mit mir fahren wollen.

Erst mal geht das natürlich runter wie Öl. Doch je länger ich nachdenke, umso mehr kommt mir etwas daran nicht ganz koscher vor. Ich will nicht die Ehrlichkeit der spontanen Antworten infrage stellen, aber irgendwie habe ich den Eindruck, dass meine Motorrad-Freunde aus sicherer Distanz und spontan verständnisvoller reagieren, als sie es tatsächlich sind. Das muss ihnen nicht mal bewusst sein. Was wäre, frage ich mich, wenn ich verletzt am Straßenrand läge? Ich will es wissen! Darum lege ich drei Tage später noch einen drauf. Ich schreibe:

Hallo Leute!

Danke für die vielen Zuschriften. Einige haben verstanden, weshalb ich diese Provokation losgelassen habe. Ich habe zum Teil grausige Erfahrungen mit Vorurteilen und Ausgrenzung gemacht und möchte euch gern Rede und Antwort stehen. Viele haben auch heute noch ein gänzlich falsches Bild von der Krankheit und der Situation der Betroffenen. Ich wünsche mir, dass ihr besser versteht.

Es wird herrlich für mich sein, in Zukunft ganz befreit mit euch fahren zu können, aber ich frage mich: Was passiert eigentlich, wenn wir zusammen touren und ich einen Unfall erleide? Habt ihr Angst davor? Werdet ihr mir helfen? Inklusive sämtlicher Sofortmaßnahmen? Oder lasst ihr mich einfach verrecken?

Ich möchte gern eure Meinung hören, mit euch diskutieren – und natürlich weiter mit euch fahren.

-sockeye-

PS: Durch mich kann sich niemand anstecken, in meinem
Blut ist das Virus derzeit nicht mehr nachweisbar. Aller-
dings kann jede kleinste Infektion durch euch für mich töd-
lich sein.

Und siehe da: Plötzlich denken meine Biker ein bisschen länger
nach. Die meisten äußern sich zwar dennoch sehr wohlwollend,
aber einige erwähnen, jetzt endlich einmal ihren Verbandskasten auf Einmalhandschuhe gecheckt zu haben. Andere denken
darüber nach, ihre Erste-Hilfe-Kenntnisse aufzufrischen. Eine
Bikerin, die einem Pflegeberuf nachgeht und fast tagtäglich mit
Infektionskrankheiten zu tun hat, hat sich mit so einer Möglichkeit offenbar schon lange gedanklich auseinandergesetzt.

Sie gibt zu, im Ernstfall abzuwägen: Wenn sie sich wirkungsvoll schützen kann, würde sie mir selbst helfen. Sieht sie ihre
eigene Gesundheit in Gefahr, würde sie alle Maßnahmen ergreifen, damit mir geholfen wird.

Sie bringt das Beispiel eines ihr bekannten Waldarbeiters, der
sich bei der Arbeit mit der Motorsäge den Arm abgeschnitten
hat und dadurch gerettet wurde, dass ein Kollege ihm zur Stil-
lung der Blutung die Faust in die Wunde gesteckt hat. Sie fragt:
Hätte der Kollege auch so gehandelt, hätte er gewusst, dass der
Verletzte HIV-positiv ist – was er in diesem Fall nicht war? Sie
beantwortet die Frage nicht.

Aber ich denke darüber nach – und bin mir sicher, dass das
wohl kaum jemand wagen würde. Auch ein anderer Biker gibt
zu, dass er mich im Zweifelsfall lieber »verrecken« ließe. Das
»Verrecken« setzt er in Anführungszeichen, weil das ja meine
Wortwahl war. Und so geht das weiter.

Solche Reaktionen sind mir wesentlich lieber als irgendwelche »Piep-piep-piep-wir-haben-uns-alle-lieb«-Antworten. Denn
sie kommen mir ehrlicher vor. Ich kann die Angst doch verstehen! Und genau das bestätigt mich, dass es richtig ist, so viel wie

möglich über HIV und Aids zu sprechen. Wissen ist Macht, das gilt noch immer.

Wenige Tage später, am 3. Dezember 2008, setze ich mich wieder an den Computer. Ich schreibe eine E-Mail. Jetzt sollen auch endlich meine lieben Freunde in Kanada erfahren, was ich ihnen viel zu lange verschwiegen habe. Meine Nachricht ist nur sehr kurz.

Betr. AIDS

Liebe Freunde,

ich muss euch etwas sagen. Es gibt mehr Auf und Ab in meinem und im Leben unserer kleinen Familie, als ihr bisher wisst. Ich habe mich nie getraut, es euch mitzuteilen:

Ich bin HIV-positiv.

Ich liebe euch!

Dieter

Nachdem ich auf *Senden* geklickt habe, schicke ich ein Stoßgebet gen Himmel. Darum, dass sie verstehen. Und dass sie mich nicht fallen lassen werden.

18. Kapitel

UND PLÖTZLICH SIND WIR IM FERNSEHEN

27. April 2009

Als Almut und ich an diesem Nachmittag aus dem Hamburger
Hauptbahnhof treten, werden wir von einer luxuriösen schwar-
zen Mercedes-Limousine der S-Klasse erwartet. Der Chauffeur
im dunkelgrauen Anzug hatte uns schon am Bahnsteig abgeholt.
Hinter uns liegt eine Bahnfahrt in der 1. Klasse. In deren blauen
Polstern haben wir versucht, uns zu entspannen und die Reise
zu genießen, schließlich fährt man nicht jeden Tag first class.
Doch vergebens, die Aufregung und Spannung ist zu groß. Was
mit *LhivFE* angefangen hatte und mit dem *Hamburger Abendblatt*
und RTL weiterging, zieht nach und nach immer größere Kreise.
Ein *Stern*-Artikel ist in Planung und ich habe mit dem NDR einen kleinen Beitrag gedreht.

Aber das hier ist wohl der vorläufige Höhepunkt unserer
»Medien-Karriere«: Wir sind auf dem Weg in die Studios der
Talkshow *Beckmann*. Die Limousine gleitet wie ein komfortab-
les Raumschiff durch den Nachmittagsverkehr der Hansestadt,
hinter den getönten Scheiben sehe ich die Binnenalster mit der
Fontäne und den Jungfernstieg. Alles flimmert wie ein Stumm-
film von anno dazumal vorbei: getönt in Sepia und stumm des-
halb, weil alle Außengeräusche gefiltert werden und auch der
Wagen kaum hörbar vor sich hinschnurrt. Ich komme mir in
der Tat vor wie im Film. Sitzen wir im gleichen Fahrzeug, mit
dem die ganzen wichtigen oder berühmten Leute transportiert
wurden, die ich im Laufe der Jahre schon in Beckmanns Sendung gesehen habe? Mein Herz klopft, ich greife Almuts Hand
und drücke sie. Mir fällt es schwer, mir jetzt noch eine Steige-

rung vorzustellen. Gibt es sonst noch eine Möglichkeit, auf so hohem Niveau so viele Menschen zu erreichen? Um mich etwas abzulenken, beginne ich ein Schwätzchen mit dem Fahrer. Wie sich herausstellt, ist auch er in seiner Freizeit begeisterter Motorradfahrer – hatte ich es mir doch gleich gedacht, das erkenne ich doch sofort.

Damit, von unserer HIV-Infektion zu erzählen und uns nicht mehr zu verstecken, haben Almut und ich in den vergangenen Monaten fast nur gute Erfahrungen gemacht. Niemand hat sich von uns zurückgezogen, stattdessen gab es viele Umarmungen von Bekannten und nach den Berichten in den regionalen Medien viele E-Mails von anderen Betroffenen. Am glücklichsten gemacht hat mich allerdings die Reaktion aus Kanada auf meine E-Mail. Val hat mir direkt am nächsten Tag geschrieben, wie dankbar sie ist, dass ich mich traue, ihnen von unserer Infektion zu erzählen. Und dass das nicht im Geringsten etwas an unserer Freundschaft ändere. Sie hat zugegeben, dass sie sich so etwas insgeheim schon gedacht hat. Ich hatte ihr nämlich regelmäßig von unseren Trainingsfortschritten berichtet – und nebenbei erwähnt, dass Gesunde zusammen mit HIV-Positiven trainieren, ohne zu sagen, dass ich selbst zu Letzteren gehöre.

Mit Moderator Reinhold Beckmann sollen wir nun also gleich im Studio vor laufender Fernsehkamera darüber »talken«, wie wir seit 18 Jahren mit HIV leben. Anlass einer Sendung zum Thema ist der Fall der HIV-positiven No-Angels-Sängerin Nadja Benaissa, der gerade durch die Presse gegangen ist. Frau Benaissa hatte angeblich wissentlich in Kauf genommen, mindestens einen Sexualpartner mit HIV angesteckt zu haben, und war darum vor einigen Tagen festgenommen worden. Und siehe da: Es bedarf nur eines solchen Falles und plötzlich rückt das Thema Aids und HIV von seinem Schattendasein ins Zentrum des Interesses. Sogar außerhalb des Welt-Aids-Tages im Dezember. Kein

Wunder, die Sängerin ist jung und schön und hetero – also das absolute Gegenteil des *prototypischen* HIV-Infizierten.

Die Art, wie die Medien die Sängerin schon vor Klärung des Falls verurteilt haben, habe ich als ungeheuerlich empfunden – zumal es immer in der Verantwortung beider Partner liegt, sich vor Aids zu schützen. Aber natürlich denke ich auch an die kleine Tochter der Sängerin. Vor allem das Kind wird in Zukunft unter der Stigmatisierung seiner Mutter zu leiden haben. Wenn ich darüber nachdenke, dass wir in die mediale Öffentlichkeit gezerrt worden wären, als Christoph und Julia noch klein waren, läuft es mir kalt den Rücken hinunter … Auf der anderen Seite ist es natürlich gut, dass es endlich ins Bewusstsein einer breiten Öffentlichkeit dringt, dass HIV nun einmal keinen Bogen macht um Heterosexuelle, schöne Menschen oder Prominente. Das Virus ist ein Sozialist.

Vor gut einer Woche hatten wir den Anruf von der *Beckmann*-Redaktion erhalten und vergangenen Donnerstag war dann ein Redakteur der Sendung zu uns nach Hause in Osterholz-Scharmbeck gekommen, ein sehr netter und gewissenhafter Mensch namens Konstantin. Mit ihm haben wir bei wunderbarstem Frühlingswetter und kühlen Getränken auf unserer Terrasse gesessen. Das kannten wir ja schon von den anderen Interviews – allerdings waren die dann meistens mit einem Treffen erledigt. In diesem Fall war das Treffen ja nur das Präludium. Der Redakteur hat uns in Ruhe erklärt, was uns in der Sendung erwartet, und ein vorbereitendes Interview geführt, damit Reinhold Beckmann sich über uns und unsere Geschichte ein Bild machen kann.

Mit unseren Antworten kann dann ein fleißiger Helfer die schlauen Kärtchen mit den Infos zu seinen Gästen anfertigen, die der Moderator in der Sendung immer in der Hand hält und auf die er ab und an einen diskreten Blick wirft. Weder Almut noch ich konnten es in diesem Moment so richtig begreifen, dass wir schon am kommenden Montag in Hamburg in einem Fernsehstudio sitzen sollten, in dem sich sonst Schauspieler, Politiker, Rennfahrer und andere Promis die Klinke in die Hand gaben.

Das Wochenende vor dem aufregenden Tag stand so ganz unter dem Zeichen von wachsender Vorfreude und Spannung. Aber plötzlich war da auch ein Hauch der altbekannten und über so viele Jahre gespürten Angst. Wenn es unsere Nachbarn, die Verkäuferinnen im Supermarkt, die Leute von der Tankstelle und all die anderen Menschen, mit denen wir tagtäglich zu tun hatten, bisher noch nicht mitbekommen hatten: Jetzt würden sie erfahren, was mit Almut und mit mir los ist … Aber Kneifen galt nicht: Genau das wollten wir ja!

Die Fahrt zu den Studios des NDR dauert knapp zwanzig Minuten. Wir werden freundlich in Empfang genommen und zu unserer eigenen Garderobe geführt: »Almut und Heinz-Dieter Niemeyer« steht in großen Lettern auf dem Schild neben der Tür. An den Wänden im Flur prangen große Poster von Gästen, die schon einmal dort waren: Placido Domingo, Helmut Schmidt, Loriot … Auf diese Bühne sollen wir treten – genau wie diese berühmten Leute? Unfassbar. Andererseits ist auch ein Prominenter oder Politiker am Ende nur ein ganz normaler Mensch wie wir. Und außerdem haben wir ja nun einmal eine wichtige Botschaft. Während wir noch damit beschäftigt sind, alles zu bestaunen, schneit auf einmal Reinhold Beckmann persönlich in unsere Garderobe und bricht auch gleich das Eis: »Hey, schön euch hier zu haben! Ich habe gesehen, ihr kommt aus Osterholz-Scharmbeck, ich bin nicht weit davon aufgewachsen, in Twistringen.« Beckmann strahlt große Ruhe aus, was uns etwas von unserer Nervosität nimmt.

Ich nehme noch einen Schluck Mineralwasser, dann führt uns ein Mitarbeiter ins Studio. Auweia! Ich sehe einen Wald aus Scheinwerfern und Kameras. Die andere Seite, von der man vor dem Fernseher nichts mitbekommt. Dazwischen wuseln jede Menge Mitarbeiter mit Kopfhörern und Mikro vor dem Mund lautlos und konzentriert umher. Kameraleute, Kabelträger, Licht- und Tontechniker. Jeder Handgriff sitzt. Man zeigt uns kurz den Ablauf: Hier kommt ihr rein, hier ist euer Platz, hier sitzt Reinhold und so weiter. Danach geht es wieder zurück in einen Aufenthaltsraum, in dem Knabbereien und Getränke aufgestellt sind und wo wir jetzt den anderen Gästen vorgestellt werden: der auf HIV spezialisierten Berliner Ärztin Dr. Anne Steinbeck-Klose, die etwas zum neuesten Stand der HIV-Medizin erzählen soll. Tennisstar Michael Stich, der hier ist, weil er schon vor vielen Jahren eine Kinder-Aids-Stiftung ins Leben gerufen hat. Als Vertreter der Medien ist *Tagesthemen*-Moderator Wickert eingeladen worden. Der Letzte im Bunde ist der bekannte Rechtsanwalt Felix Damm, der sich zum rechtlichen Aspekt von Nadja Benaissas Fall äußern soll. Ich bin überrascht, wie natürlich und freundlich wir von den Prominenten begrüßt werden. Ich hatte erwartet, von oben herab behandelt zu werden. Doch es geschieht das Gegenteil: Jeder Einzelne der anderen Gäste steht auf, drückt uns fest die Hand und schaut uns dabei in die Augen. Ich bin beeindruckt.

Wir werden kurz in der Maske mit Make-up und Puder ein bisschen verschönt und dann beginnen die Aufnahmen. Mit einfühlsamen Fragen bringt uns Reinhold Beckmann dazu, unsere ganze Geschichte aufzurollen. Er fragt nach dem Notfall, will wissen, wieso wir geschwiegen haben. Und wie wir uns schließlich dazu entschlossen haben, doch den Mund aufzumachen. Wir fühlen uns ernst genommen, nicht vorgeführt. Es ist ein tolles Gefühl, erzählen zu dürfen, wie es uns die ganzen Jahre ging. Endlich. Und das, ohne mit Vorurteilen oder Angst konfrontiert zu werden. Und es ist noch toller zu spüren, dass wir offenbar mit unserer ganz persönlichen Geschichte etwas bewegen können. Nachdem alle an der Reihe waren, überlässt Reinhold Beckmann uns das Schlusswort: Er fragt, was wir uns für die Zukunft wünschen. Ich muss nicht lange überlegen, denn ich habe nur einen Wunsch: Ich hätte gern noch mehr Zeit. Für meine Frau und für die Kinder und für mich selbst. Und dafür, noch lange Aufklärungsarbeit über HIV leisten zu können. Und, schwupp, ist die Sendung schon vorbei – es kam mir vor wie ein paar Minuten und ich habe die Kameras völlig vergessen.

Nach der Aufnahme, die etwas zeitversetzt zwei Stunden später ausgestrahlt wird, gibt es für uns und die anderen Gäste ein tolles Buffet und Champagner – doch das Thema HIV ist noch lange nicht vom Tisch, wir diskutieren weiter. Keiner ist hergekommen, um sein Ego zu präsentieren oder weil er sich selbst für ein Geschenk an die Menschheit hält. Allen geht es ausnahmslos um die Sache.

Weil es anschließend schon so spät ist, dass wir zwar noch mit dem Zug von Hamburg nach Bremen kämen, aber nicht mehr von Bremen bis Osterholz-Scharmbeck, werden wir mit der Limousine von »unserem« Chauffeur den ganzen Weg nach Hause gefahren. Man hätte uns auch ein Hotel bezahlt, aber da wir Dusty und Mumpitz nicht mitnehmen konnten und Julia nur abends Zeit hatte, den Hundesitter zu spielen, bleibt nur diese Möglichkeit. Als wir gerade irgendwo auf der Autobahn zwischen Hamburg und Bremen mit der Limousine durch die Nacht schnurren, trifft eine SMS auf meinem Handy ein. Sie stammt von einer Nachbarin aus unserer Straße: »Liebe Almut, lieber Dieter. Ich habe gerade die Sendung gesehen. Hut ab und weiter so.« Als ich endlich zu Hause ins Bett falle, bin ich hundemüde, aber liege trotzdem noch lange wach: Ich bin glücklich und will diesen Tag einfach nicht loslassen.

Am nächsten Morgen steht plötzlich Almuts langjährige Freundin Susi bei uns vor der Tür. Ihr Sohn Florian ist genauso alt wie Christoph und war bis zum Gymnasium dessen Spielkumpel.

Almut steht ihr sehr nah. Trotzdem hat sie Susi nie eingeweiht, so viel weiß ich. Jetzt stehen wir alle drei stumm im Flur vor den abstrakten Bildern, die ich in meiner Schmerztherapie gemalt habe. Nichts passiert, es ist, als hätte jemand die *Pause*-Taste gedrückt, nicht mal Dusty kommt zur Begrüßung angerannt. Ich sehe es Almuts Gesichtsausdruck an: Sie befürchtet, nun mit Vorwürfen konfrontiert zu werden, weil sie trotz einer engen Freundschaft all die Jahre geschwiegen hat. Auch ich erwarte so etwas. Doch statt sich zu beschweren, nimmt Susi erst Almut und dann mich ganz fest und lange in den Arm. Schließlich sagt sie: »Danke! Das war großartig.« Wir setzen uns mit einer Tasse Kaffee in die Küche. Susi will jetzt alles ganz genau wissen. Nachdem ich das Gefühl habe, vor lauter Reden schon Fusseln am Mund zu haben, frage ich sie: »Meinst du, wir hätten es dir und allen anderen schon früher sagen sollen? Damals, als die Kinder noch klein waren?« Susi denkt eine Weile nach. Dann sagt sie: »Dieter, ich weiß es nicht. Ich glaube, so ist es besser.«

Die Reaktionen in der folgenden Zeit sind ohne Ausnahme wohlwollend – die, die uns nicht mögen, halten vermutlich einfach die Klappe. Ich bin erstaunt, wie viele Leute sich die Sendung angeschaut haben, trotz der späten Sendezeit am Abend vor einem Dienstag, an dem doch die meisten Leute arbeiten müssen. In der Apotheke, auf der Post, am Gemüsestand auf dem Markt und selbst beim Bäcker werden wir immer wieder angesprochen und bekommen jede Menge Komplimente: Wie mutig wir sind. Wie man uns bewundert. Wie flüssig wir vor der Kamera sprechen können. Und so weiter. Nachbarn, die ein bisschen weiter entfernt in unserer Siedlung wohnen und mit denen wir zuvor nichts zu tun hatten, kennen uns plötzlich und begrüßen uns mit breitem Lächeln, wenn wir ihnen begegnen. Kolleginnen von Almut klopfen ihr bei der Arbeit auf die Schulter und sagen: »Mutig, Almut. Toll!« All das tut gut. Denn jetzt können wir endlich das sein, was wir all die Jahre sein wollten: eine

ganz normale Familie, die sich nicht verstecken muss. Eine ein-
zige Person ist sauer: meine Mutter. Sie ruft empört an und sagt:
»Dieter, du hast im Fernsehen gesagt, dir hat niemand geholfen.
Das stimmt doch gar nicht! Ich habe immer für euch gekocht.«

Einige Monate später sind Almut und ich auf dem Stadtfest in
Osterholz-Scharmbeck, das jedes Jahr im Sommer stattfindet.
Seit wir unser Schweigen gebrochen haben, fühlen wir uns viel
sicherer in der Öffentlichkeit und haben wieder Spaß daran,
unter Leute zu gehen. Auf mehreren Bühnen treten Bands auf,
an Buden gibt es Reibekuchen, Bier und Süßigkeiten, an einem
Stand werden kichernde Kinder mit bunten Farben in kleine
Kätzchen, Clowns oder Hasen verwandelt. Ich sehe sie schon
von Weitem: Karla. Die Mutter von Julias Freundin, die damals
von uns eine Bescheinigung haben wollte, dass Julia gesund
ist. Ich habe seit Jahren nichts von ihr gehört. Ich drehe mich
weg und sage etwas zu Almut, doch plötzlich höre ich sie rufen:
»Dieter! Almut!« Als ich mich umwende, steht Karla direkt vor
uns, lächelt und sagt: »Ich habe euch bei Beckmann gesehen,
das habt ihr super gemacht.«

19. Kapitel

EIN NEUER WEG

Für mich beginnt fast jeder Tag morgens um fünf. Der mittlerweile betagte Rauhaardackel Mumpitz schläft dann meistens noch – wenn es regnet, schlummert er besonders tief und fest und ist nicht wach zu bekommen. Ich weiß es besser: Mumpitz simuliert den Tiefschlaf nur. Mein Dackel ist nämlich ein erstklassiger Schauspieler und hasst schlechtes Wetter. Mischling Dusty ist zum Glück Frühaufsteher wie ich und nicht so empfindlich. Er wartet bereits ungeduldig am Fuß der Treppe, wenn ich hinunterkomme, und möchte Gassi gehen. Oft drehe ich also erst mit Dusty eine Runde und anschließend bequemt sich dann auch Mumpitz mit mir nach draußen. Wenn ich zurückkomme, ist auch Almut meistens aufgestanden und ich höre sie im Bad rumoren. Dann mache ich ihr das Teewasser heiß und bringe schnell ein kleines Frühstück auf den Tisch.

Wenn es einer der Tage ist, an denen wir zur Untersuchung im IFI-Institut nach Hamburg fahren, meistens montags, muss es jetzt auch schnell gehen. Wir bekommen immer die ganz frühen Termine – auf unseren eigenen Wunsch. Häufig haben Almut und ich unsere Untersuchungen allerdings nicht am selben Tag. Dann fahre ich allein mit dem Auto zum Park-and-Ride-Bahnhof bei uns in Osterholz-Scharmbeck, von da aus geht es mit der Regionalbahn weiter zum Hauptbahnhof in Bremen, wo ich in den Intercity nach Hamburg umsteige. Ich fahre gern mit dem Zug. Die Bahnverbindung nach Hamburg ist sehr gut, mit dem Wagen über die Autobahn ist die Strecke in der Rushhour nicht zu schaffen – dazu kommen der Stress und die anschließende Parkplatzsuche. Im Zug habe ich dagegen Zeit und Muße, zu überlegen und nachzudenken. Und Menschen zu beobachten.

Um kurz nach sieben fährt der immer gerammelt volle Pendler-IC von Bremen ab. Die Fahrkarte buche ich immer schon tags zuvor im Internet, inklusive Sitzplatz-Reservierung. Die Fahrt dauert zwar nur eine Stunde, aber ich habe keine Lust, so lange zu stehen. So kann ich ganz in Ruhe einsteigen und muss nicht drängeln. Der Drängler, der meinen reservierten Sitz voreilig eingenommen hat, muss schließlich verschwinden, sobald ich den Platz erreicht habe. Ich gebe zu, ich freue mich oft, diese Macht ausüben zu können. Gerade weil ich nur in Jeans, Pullover und Turnschuhen unterwegs bin. Dann erhebt sich mein Gegenüber im schnieken Anzug mit ordentlichem Binder langsam und sieht, was oben an der Leiste in deutlichen Buchstaben steht: »Reserviert von Bremen nach Hamburg Hbf«. Und zwar für mich. Das passiert nicht nur einmal, aber die Typen sind immer die gleichen. Dass ich diesen Moment genieße, hat sicher etwas damit zu tun, dass sich mein Selbstwertgefühl noch immer von den vielen schwierigen Jahren erholen muss.

Im Großraumwagen kann ich meinen Blick schweifen lassen. Es werden Aktenkoffer ausgepackt und Zeitungen ausgebreitet. Natürlich das *Handelsblatt* oder die *FAZ*, passend zum Outfit. Manchmal ist auch ein hübsch gestyltes Mädchen dabei, oft im Hosenanzug und ebenfalls mit Krawatte und Aktenkoffer.

Und dann sehe ich überall die Laptops. Sie werden auf den Klapptischchen an der Rückenlehne des Vordersitzes aufgebaut, mir kommt es vor wie ein mit Genuss zelebriertes Ritual. Besonders, wenn der Zug einmal Verspätung hat, werden die Mobiltelefone herausgeholt, um anzukündigen, dass man zehn oder zwanzig Minuten später ins wichtige Meeting platzen wird. Aber es gibt auch die praktisch Veranlagten, die mit Thermoskanne und Tupperdose ihr Frühstück verzehren.

Ich beneide die Berufspendler. Ich möchte auch mal wieder

zu einer Aufgabe fahren und zeigen, was ich kann. Und nicht *nur* ins Krankenhaus müssen, nicht zu dieser Untersuchung. Aber meine Aufgabe ist wohl jetzt eine andere: von meinen Erfahrungen zu erzählen.

Oft habe ich schon hier gesessen und ein, zwei Stunden später beunruhigende Nachrichten von Dr. Stoehr bekommen: wenn die Viruslast wieder in den messbaren Bereich gestiegen und die Zahl der Helferzellen gesunken war. Ein Zeichen, dass das Virus gegen das Medikament, das bis vor Kurzem noch gut gewirkt hat, resistent wird. Meine Angst kommt wieder hoch. Nur, weil es mir gerade subjektiv gut geht, bedeutet das nicht, dass auch bei den Werten alles »in Butter« ist. Obwohl ich schon so viele Untersuchungen hinter mir habe und ein alter Hase bin, kriecht bei diesem Gedanken mit einem Mal die kalte Angst meine Wirbelsäule hoch. Wird es schon neue Tabletten geben, wenn diese, die ich jetzt nehme, versagen? Und wenn ja: Was wird dann? Viele Medikamente sind es nicht, die wir noch nicht durch haben.

Endlich hält der Zug. Ich füge mich in den Strom der Menschen, die durch den Bahnhof eilen. Ich stelle mir vor, wie man im Institut schon alles für meine Untersuchung vorbereitet. Ich werde pünktlich sein.

Nach dem Blutabnehmen gehe ich hinüber ins Besprechungszimmer zum Gespräch mit Dr. Stoehr. Er erwartet mich schon und begrüßt mich, dann wendet er mir immer den Bildschirm mit den Ergebnissen der letzten Untersuchung zu. Es beruhigt mich, wenn ich mal wieder auf den ersten Blick zu erkennen glaube, dass es offenbar keine gravierenden Abweichungen vom vorhergehenden Termin gibt. Trotzdem hake ich nach und Dr. Stoehr erklärt mir geduldig alle Zusammenhänge und die Bedeutung der Werte. Ich habe nicht ohne Grund vollstes Vertrauen. Das Gespräch mit Dr. Stoehr ist immer sehr offen und

ICH MUSS EUCH ETWAS SAGEN

ehrlich. Er hat psychologisches Gespür und weiß, dass Panik-
mache ebenso wenig etwas bringt wie ein Schönreden der Fakten. Ich bekomme Erklärungen und Tipps zur Therapie und zu
meiner ganz persönlichen Situation. Und die ist im Vergleich
zu anderen Betroffenen wirklich gut. Daran erinnert mich nicht
nur Dr. Stoehr immer wieder: Dass ich verdammt dankbar sein
muss!

Als Almut und ich auf der Tagung des Pharmaunternehmens,
das den Marathon B42 organisiert, von unserem Schicksal berichtet haben, ist uns das einmal mehr zu Bewusstsein gekommen. Der Redner, der vor uns an der Reihe war, war Arzt und
spezialisiert auf HIV und Aids. Er berichtete, dass die durch-
schnittliche Lebensdauer eines HIV-Positiven heute auf acht
Jahre gestiegen ist. Und ich dachte: Bloß acht Jahre! Da sind natürlich die vielen Infizierten in Afrika mitgerechnet, die keinen
Zugang zu Arzneimitteln haben, ebenso enthalten wie Leute wie
wir, die die jeweils neuesten Medikamente bekommen.

Kurze Zeit darauf stand ich selbst auf dem Podium und
sagte: »Nach dem, was unser Vorredner hier gerade verkündet
hat, dürften meine Frau Almut und ich eigentlich schon gar
nicht mehr da sein. Wir leben seit 18 Jahren mit dem Virus!«
Die Reaktion im Publikum war ein Raunen. Dass wir so lange
durchgehalten haben, hat natürlich zu einem sehr großen Teil
mit unseren Medikamenten zu tun. Aber auch damit, dass wir
mit den Kindern eine Aufgabe zu erfüllen hatten: Sie haben
uns abgelenkt und damit Stress im guten Sinne verursacht – so
kamen wir nicht zum Nachdenken. Sie waren vor allem am
Anfang unsere wichtigste Seelen-Arznei. Und die Seele ist unheimlich wichtig, wenn man trotz einer unheilbaren oder chro-
nischen Krankheit ein lebenswertes Leben führen will. Ob das
nun Multiple Sklerose oder HIV ist. Glücklich sein, das weiß ich
inzwischen, kann man auch trotz einer gesundheitlichen Ein-
schränkung. Doch bis ich zu dieser Erkenntnis gelangt bin, hat
es lange gedauert.

Aids kann jeden treffen. Nicht nur Menschen, die sich leicht-sinnig verhalten. Irgendein blöder Zufall, eine ungünstige Kon-stellation, ein Notfall wie bei Almut. Eine Verletzung, ein ho-her Blutverlust – und zufällig bekommt man eine HIV-positive Blutkonserve. Noch immer lässt sich selbst mit hoch sensiblen HIV-Tests erst nach vielen Wochen das Virus mit Sicherheit nachweisen. Kurz nach der Infektion, wenn die Krankheit am ansteckendsten ist, schlägt kein Test aus. Es kann auch ein Lie-bespaar treffen. Weil einer der beiden sich bei einem One-Night-Stand infiziert hat, ohne es zu merken, und beide glauben, sie könnten auf Kondome verzichten. Es kann Ehefrauen treffen. Weil deren Männer sich im Puff beim ungeschützten Verkehr angesteckt haben. Viele Wege führen zur Diagnose HIV-positiv.

Gerade Menschen in meinem Alter sind oft überhaupt nicht aufgeklärt über HIV und Aids. Viele wissen nicht, wie sie sich schützen können, etwa im Falle eines Unfalls. Wer Erste Hilfe leistet, weiß ja nur selten, ob ein stark blutender Verletzter an-steckende Krankheiten wie HIV oder Hepatitis hat. Die Reak-tionen aus meinem Motorrad-Forum auf meine Enthüllung ha-ben mir gezeigt, dass einige noch nie über diese Möglichkeit nachgedacht hatten. Und dass die Einmalhandschuhe im Ver-bandskasten vielleicht nicht mal zum Einsatz gekommen wären.

Aber auch die Jüngeren zeigen ein erschreckendes Ausmaß an Unwissen. Wer weiß heute schon über Aids Bescheid? Die irrationale Aids-Panik in den ersten Jahren war fehl am Platz. Doch genauso verkehrt ist eine neue gefährliche Entwicklung: Junge Menschen werden leichtsinnig. Leute im Alter meiner Kinder Julia und Christoph, Teenager und Twenty-Somethings, benutzen keine Kondome mehr, weil sie glauben, HIV und Aids seien heutzutage harmlos. Der Gedanke, der dahintersteckt: Es gibt ja Medikamente.

Und das ist natürlich richtig: Es gibt Medikamente. Aus einer gewissen Perspektive unterscheide ich mich gar nicht so sehr von einem Diabetiker, der sich seine tägliche Dosis Insulin spritzen muss. Ich habe eine sogenannte »behandelbare Krankheit«. Eine sehr schwer übertragbare noch dazu, Hepatitis ist zum Beispiel wesentlich ansteckender. Eine HIV-Infektion ist auch keine Krankheit mehr, die innerhalb weniger Jahre zwingend zum Tod führt. Almut und ich sind das beste Beispiel, denn wir leben immer noch. Die HIV-Medikamente sind heute wirksamer als 1990. Ohne intensive HIV-Forschung und ohne die Pharmaindustrie lägen ich und meine Frau Almut sehr wahrscheinlich tot und begraben heute auf dem Riensberger Friedhof in Bremen. Dort, wo ich Anfang der Neunziger so oft spazieren gegangen bin. Im Kinderwagen Christoph und Klein-Julia an der Hand. Und in meinem Kopf nur ein Gedanke: Warum wir? Warum ausgerechnet wir?

Heute kommt es mir vor wie die Erinnerung an ein anderes, dunkleres Leben. Ohne Medizin hätten unsere Kinder ohne Eltern aufwachsen müssen. Also: Medikamente sind da. Und sie sind gut. Aber nach wie vor ist und bleibt Aids eine tödliche Krankheit.

Erst ab etwa Mitte der Neunziger fing es an, dass auch in den Medien hin und wieder Hoffnungsschimmer publik wurden. Es gab neue Forschungen und neue Erkenntnisse. Und plötzlich auch immer mal wieder Nachrichten über Menschen, die schon fast normal mit dem Virus lebten. Etwa zur gleichen Zeit haben Almut und ich gemerkt, dass auch unsere Medikamente uns tatsächlich Lebensqualität zurückgeben können – und das trotz der oft gravierenden Nebenwirkungen. Denn wenn man die möglichen unerwünschten Nebeneffekte aller Medikamente zusammennimmt, die Almut und ich im Laufe der Zeit genommen haben, scheint es fast wie ein Wunder, dass wir noch nicht allein daran gestorben sind. Es gibt sogar Betroffene, die brechen die Behandlung ab, weil sie die Nebenwirkungen – Übelkeit, Durchfall, Schwäche, Schwindel, Schmerzen und etliches mehr – nicht mehr ertragen wollen. Leute, die in Kauf nehmen, dass Aids ausbricht, weil sie es nicht mehr aushalten. Und die lieber sterben, als weiter so zu leben.

Es ist nicht so, dass man ein Pillchen schluckt und schon ist alles gut. Mit einer Tablette ist es lange nicht getan, es gab Zeiten, da musste ich 28 am Tag nehmen. Im Augenblick sind es *nur* zwölf. Man spricht bei der Kombination vieler Tabletten und Wirkstoffe heute vom HAART, das ist die Abkürzung von »*Highly active antiretroviral treatment*« und bedeutet übersetzt: »hoch wirksame antiretrovirale Behandlung«. Alle diese Tabletten haben Nebenwirkungen. Ich zum Beispiel bekomme oft Bauchschmerzen und Durchfall. Manchmal muss ich mich übergeben. Oft bin ich unglaublich müde. Das Körperfett verteilt sich bei Almut und mir seltsam: Die Beine und das Gesicht werden dünn, das Fett lagert sich am Bauch, in der Taille und im Nacken an. Warum das so ist, haben die Forscher noch nicht herausgefunden. Ich bin außerdem nach wie vor sehr viel anfälliger für Krankheiten. Eine Grippe oder ein anderer Infekt, der für andere harmlos ist, kann mich das Leben kosten. Die Schweinegrippe hat mich darum einige Nerven gekostet. Und auch meine Krebskrankheit hing ja vielleicht mit meinem geschwächten Immunsystem zusammen – auch wenn das bislang nicht beweisbar ist. Und das alles soll harmlos sein?

Bei allem Kampfgeist, allem medizinischen Fortschritt und aller Hoffnung: Wenn ich zufällig in den Besitz einer Zeitmaschine käme und verhindern könnte, dass Almut und ich uns anstecken, ich würde es selbstverständlich tun. Ich würde Almut im Supermankostüm entführen. Und sie so davon abhalten, an diesem schicksalhaften Februartag 1990 zur Arbeit zu fahren, als die Shunt-Punktions-Stelle an Frau Ritters Arm aufging … Doch ich habe leider keine Zeitmaschine, ich kann eine Ansteckung nicht mehr verhindern. Aber andere können es! Alle Gesunden können auf sich aufpassen und das Risiko einer Ansteckung so klein wie möglich halten. Sie können sich verantwortungsbewusst verhalten. Sie können ihre Einmalhandschuhe im Verbandskasten endlich mal erneuern – auch Kunststoff wird mit der Zeit porös – und die Dinger im Notfall auch benutzen. Sie können bei One-Night-Stands auf Kondomen bestehen und sollten alarmiert sein, wenn ihr Gegenüber abwinkt und behauptet, sie bräuchten keinen Schutz. Das sind Kleinigkeiten. Aber die können ihr Leben und das anderer retten.

HIV ist längst keine Krankheit der Schwulen und Drogenabhängigen mehr. Die Zahl der weltweit Infizierten steigt, die Gefahr ist nicht gebannt. Ich hoffe sehr, dass junge Leute bei flüchtigen sexuellen Kontakten Kondome benutzen. Und es ist wichtig, dass die, die fürchten, sich angesteckt zu haben, nicht den Kopf in den Sand stecken, sondern einen Test machen! Nicht nur, weil jemand, der um seinen Gesundheitszustand weiß, verhindern kann, andere anzustecken. Sondern auch, weil dann rechtzeitig mit einer Therapie begonnen werden kann.

Eine große Studie in Kanada und den USA mit über 9 000 Probanden, die sich zwischen 1996 und 2006 infiziert haben, hat kürzlich wieder bewiesen, dass die Lebenserwartung steigt, je früher mit einer antiretroviralen Therapie – also einer Behandlung, die das Virus an der Vermehrung hindert – begonnen wird. Wer zu spät mit der Therapie anfängt, dessen Sterberisiko liegt um 36 Prozent höher. In Worten: sechsunddreißig! Das ist nicht nur irgendeine Prozentzahl. Diese Zahl bedeutet übersetzt wertvolle Lebenszeit. Jahre, in denen man das Leben genießen könnte. Sonnenuntergänge sehen kann. Im Meer schwimmen, Eis essen, Musik hören und seine Familie im Arm halten kann. Die Therapie heute ist außerdem wesentlich besser – als ich mich angesteckt habe, bekam man entweder gar keine Medikamente oder alle zur Verfügung stehenden. Heute ist es möglich, dem Virus viel gezielter zu begegnen.

In der HIV- und Aids-Therapie Anfang der Neunziger bekämpfte man hauptsächlich die Symptome mit konventionellen Methoden – das heißt, die Infekte, die uns von Anfang an plagten, wurden mit Antibiotika behandelt, wie bei jedem anderen auch. Mit einer antiretroviralen Therapie, mit Medikamenten, die das Virus an der Vermehrung hindern, wurde damals meist erst nach Jahren begonnen. Bei mir wurde erst 1996 das erste antiretrovirale Medikament eingesetzt, mehr als fünf Jahre nach der Infektion! Das Wissen, dass man so auch die Zusatzinfektionen im Zaum hätte halten können, hatte man noch nicht. Die HIV-Medizin steckte noch in den Kinderschuhen.

Doch trotz allen Fortschritts, ein Heilmittel ist nicht in Sicht. Immer wieder geistern neue Sensationsmeldungen durch die Medien. Dann ruft mich meine Mutter an und sagt: »Du, Dieter, ich hab da was im Fernsehen gesehen, es gibt da jetzt was.« Ich habe es mir angewöhnt, meiner Mutter jedes Mal direkt den Wind aus den Segeln zu nehmen. Denn bisher war es am Ende immer so, dass die Sensation entweder keine war oder doch sehr relativiert werden musste. Ich habe im Laufe der Jahre gelernt, dass zu viele Hoffnungen mit Vorsicht zu genießen sind, denn die können leider immer auch enttäuscht werden. Vor ein paar Jahren ging der Fall eines 42-jährigen US-Amerikaners durch die Presse, der nicht nur HIV-positiv, sondern auch an Leukämie erkrankt war. Die Ärzte von der Berliner Charité haben für ihn nach einem speziellen Knochenmarkspender gesucht, der eine bestimmte Mutation an einem Zell-Rezeptor namens CCR5 aufweisen sollte – und sie wurden fündig. Den CCR5-Rezeptor benutzt das HI-Virus, um sich in die betreffende Zelle zu schleusen. Bei Menschen mit der Mutation ist er so verändert, dass das nicht mehr funktioniert: Der Schlüssel passt sozusagen nicht mehr, weil das Schloss ausgetauscht wurde. Experten nehmen an, dass etwa zehn Prozent aller Menschen diese Mutation aufweisen, was auch erklärt, dass einige Menschen sich trotz gro-

abwarten, ihnen zu sagen, dass ich HIV-positiv bin. Einfach dieses Gefühl zu genießen, dass ich keine Ausrede mehr benutzen muss. Allein das macht mich glücklich.

Ich genieße jeden Tag in vollen Zügen. Und ich will das noch so lange tun, wie es eben geht. Ich will mit dem rüstigen Rentner Mumpitz Gassi gehen. Und mit dem gutmütigen Mischlings-Riesen Dusty meine Laufrunden drehen. Ich will rennen, ich will Rad fahren, ich will meine Motorradtouren machen. Und ich will so etwas ebenso Banales wie Großartiges tun wie Bratkartoffeln mit Spiegeleiern an der Weser essen. Und natürlich will ich noch mehr Zeit mit meiner Frau und meinen Kindern verbringen. Wer weiß, vielleicht erlebe ich ja sogar die Geburt meiner Enkelkinder. Ich werde jedenfalls alles tun, was mir möglich ist, um den Löffel so lange wie möglich nicht abzugeben. Wünschen Sie Almut und mir ein bisschen Glück!

Anhang

HILFE & ORGANISATIONEN

Nicht nur bei der Behandlung, auch in nicht medizinischen Bereichen hat sich viel getan. Es gibt heute viel mehr Hilfe für Familien, die von HIV betroffen sind. Als Almut und ich uns infiziert haben, waren wir als Familie mit der Krankheit so exotisch wie ein grüner Elefant. Für Homosexuelle und Drogenabhängige gab es mehr Unterstützung – einfach, weil das damals die Personengruppen waren, die am meisten betroffen waren. Hier finden Betroffene Hilfe:

Speziell für Menschen, die mit HIV oder Aids leben, aber nicht homosexuell sind, wurde im Rahmen der Deutschen AIDS-Hilfe das Netzwerk PositHiv & Hetero ins Leben gerufen:

c/o Deutsche AIDS-Hilfe e.V.
Tel. 030-690087-63
www.hetero.aidshilfe.de

Der Deutsche Kinderschutzbund unterstützt Familien mit Kindern, die mit der HIV-Infektion leben. Hier findet man auch Hilfe, wenn es um Sorgerecht oder die Betreuung von Kindern geht:

Deutscher Kinderschutzbund Bundesverband e.V.
Tel. 0511-304 85-0
www.kinderschutzbund.de

DIETERS FRIKADELLENREZEPT

… jedenfalls so ungefähr … ein bisschen Improvisation
ist immer dabei.
Ich nehme mir etwas Zeit. Hunde … raus aus der Küche!
Handschuhe anziehen.

1 trockenes Brötchen oder hartes Weißbrot einweichen,
ersatzweise Semmelbrösel
1000 g Hackfleisch, halb Schwein, halb Rind
1–2 Zwiebeln, grob gehackt
1–2 Zehen Knoblauch, ganz fein gehackt
eine gute Handvoll frische Petersilie, fein gewiegt
ein Schuss Sahne, ersatzweise Milch
2 Eier
etwas Majoran
etwas Kümmel, frisch gemahlen
etwas scharfen Senf
etwas Tomatenmark
Salz
schwarzer Pfeffer, frisch gemahlen
Butterschmalz zum Ausbacken

Alles verkneten, die Frikadellen formen
und in einer alten Pfanne ausbacken.

Guten Appetit!

Ich möchte mich an dieser Stelle von ganzem Herzen bei meiner Mutter bedanken, die nach dem Tod meines Vaters alles dafür getan hat, dass wir Kinder unseren Weg gehen, eine gute Ausbildung bekamen, um im Leben weiterzukommen.

Besonderen Dank auch an Stella Bongertz. Mit ihrer großartigen Unterstützung konnte ich mein Leben noch einmal leben.

Warum tut der Schmerz so gut?
Ca. 1,2 Milliionen Betroffen in Deutschland –
er packende Bericht einer Ritzerin

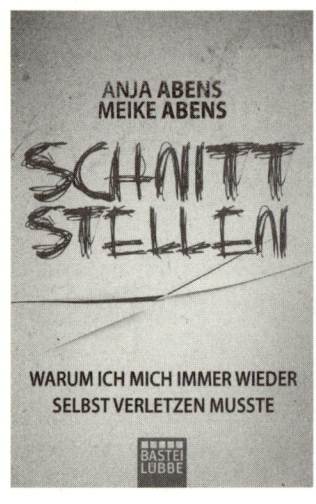

Anja und Meike Abens
SCHNITTSTELLEN
Warum ich mich immer
wieder selbst verletzen
musste
256 Seiten
ISBN 978-3-404-61670-1

Sonja ist sechzehn: Null Bock auf Schule, Selbsthass, Essstörungen, Migräneanfälle, sie tickt aus, beschimpft ihre Familie, und wenn sie allein ist, dann ritzt sie sich die Haut mit Spiegelscherben, bis das Blut fließt. Regelmäßig. Eine dunkle Zeit. Ganz normale Pubertät? Eine Modeerscheinung?

Mutter und Tochter berichten von schmerzhafter Hilflosigkeit, schweren Krisen, existenzieller Angst. Sie erinnern sich an eine Zeit, in der beider Leben eine empfindliche Gratwanderung zwischen Absturz und Abheben war. Und sie beschreiben den Weg aus der Krise.

Ein Buch, das anderen Betroffenen und ihren Familien helfen will.

Bastei Lübbe Taschenbuch

Die totgeschwiegene Pandemie –
Ein Schicksal, stellvertretend für 2 Millionen
aidsinfizierte Kinder und Jugendliche

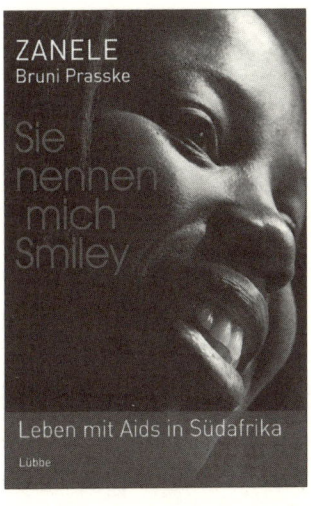

Bruni Prasske
SIE NENNEN
MICH SMILEY
Leben mit Aids
in Südafrika
256 Seiten
ISBN 978-3-431-03814-9

Ich hatte gelernt, dass Unbeschwertheit die beste Therapie-methode von allen war. Aber es war nicht einfach, sich Zufrie-denheit und Fröhlichkeit anzueignen. Mir half es zu singen. Und so sang ich oft und laut. Mein Lachen war herzlich, und ich spürte jedes Mal, wie gut es mir tat. Mein eigenes Lachen konnte mich trösten. Ich lachte gegen mein Monster an, gegen mein Grübeln und gegen meine Ängste. Smiley nannten mich meine Mitschü-ler und die anderen Kinder in St. Phil's. Sicher wäre es niemals jemanden, der es nicht besser wusste, in den Sinn gekommen, dass ausgerechnet ich einen positiven HIV-Status hatte.

Lübbe Ehrenwirth

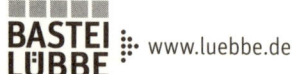
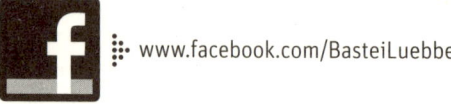
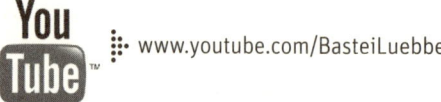